DER HEUTIGE STAND DER LEHRE VON DEN GESCHWÜLSTEN

VON

PROFESSOR Dr. CARL STERNBERG

ZWEITE, VÖLLIG UMGEARBEITETE
UND ERWEITERTE AUFLAGE

MIT 21 TEXTABBILDUNGEN

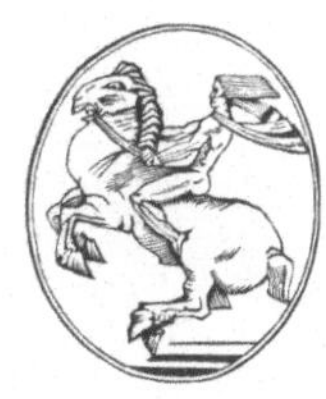

SPRINGER-VERLAG WIEN GMBH 1926

ISBN 978-3-7091-2340-9   ISBN 978-3-7091-2358-4 (eBook)
DOI 10.1007/978-3-7091-2358-4

**DEM ANDENKEN
WEIL. HOFRAT PROF. DR. RICHARD PALTAUFS**

Vorwort

Die freundliche Aufnahme, welche diese kleine Schrift gefunden hat, machte in kurzer Frist eine neue Auflage notwendig. Sie bot die erwünschte Gelegenheit, die zahlreichen neuen Forschungsergebnisse zu berücksichtigen und umfassende Änderungen an der früheren Darstellung des Stoffes vorzunehmen. Mehrfach geäußerten Wünschen entsprechend wurde auch eine kurze Systematik der Geschwülste angefügt, die ein Bild unserer heutigen Auffassung über die verschiedenen Geschwulstformen geben soll. Es wurde daher nach Tunlichkeit eine Trennung zwischen echten Blastomen und geschwulstähnlichen Bildungen (Choristomen, Hamartomen) durchgeführt. Von der Wiedergabe mikroskopischer Abbildungen wurde abgesehen, da die erforderliche Zahl von Bildern das Büchlein zu sehr verteuert hätte. Hingegen wurde eine kleine Anzahl makroskopischer Abbildungen aufgenommen, welche dem Leser einige charakteristische, nicht ganz alltägliche Geschwulstformen vor Augen führen sollen.

Wien, im Januar 1926

Der Verfasser

Inhaltsverzeichnis

Einleitung

„Wollte man auch jemand auf das Blut pressen, daß er sagen sollte, was Geschwülste eigentlich seien, so glaube ich nicht, daß man irgend einen lebenden Menschen finden würde, der in der Lage wäre, dies sagen zu können. Es ist sehr wichtig, von vorneherein festzustellen, daß Geschwülste nicht eine ihrer Natur und ihrem Wesen nach abgegrenzte Gruppe von Dingen sind, sondern daß man sie abgrenzt einfach nach dem praktischen Bedürfnis, nach der durch die jeweilige Lage der angewendeten Wissenschaft gebotenen Zweckmäßigkeit. Es liegt daher sehr wesentlich in der Hand des einzelnen, ob er ein gewisses Ding als Geschwulst anerkennen oder es aus diesem Gebiet hinauswerfen will. Der Sprachgebrauch allein, die Tradition ist nicht entscheidend.“ Diese Worte Virchows, die er vor mehr als 60 Jahren seinen Vorlesungen über Geschwülste vorausschickte, haben teilweise auch heute noch Geltung. Wenn man auch erkannte, daß manche Bildungen, die Virchow zu den Geschwülsten zählte, von denselben abzutrennen sind, so ist es anderseits auch heute noch nicht möglich, eine klare Definition des Geschwulstbegriffes zu geben. Die Umgrenzung desselben ist aber unerläßlich, ehe besondere Fragen der Geschwulstlehre besprochen werden können.

Daß sich der anatomische Geschwulstbegriff nicht mit dem Wortsinn deckt, bedarf keiner Erörterung. Die verschiedensten pathologischen Prozesse, wie Blutergüsse, Ansammlungen von Exsudaten oder Transsudaten, Sekretretentionen usw. können mehr minder umschriebene Größenzunahme eines Organes bedingen, die dem Sprachgebrauch zufolge als „Geschwulst“ bezeichnet wird. Echte Geschwülste oder Blastome (Klebs) beruhen aber auf Gewebsneubildung und sind dadurch von den eben besprochenen Prozessen grundsätzlich geschieden. Praktisch ist die Trennung unter Umständen allerdings nicht leicht, so kann z. B. die Abgrenzung mancher Kystome von Zysten bisweilen Schwierigkeiten bereiten.

Aber auch nicht jede Gewebsneubildung stellt einen echten Tumor dar, vielmehr kennen wir verschiedene pathologische Prozesse, die mit Neubildung von Gewebe einhergehen. Hieher gehören die Hypertrophie, Hyperplasie, Regeneration und die produktiven Entzündungen. (Eine zusammenfassende Darstellung dieser progressiven Krankheitsprozesse vgl. z. B. bei Borst, Dürck.) Gerade gegen diese geschwulstähnlichen Prozesse soll eine befriedigende Definition die wahren Geschwülste abgrenzen.

Bei der Hypertrophie handelt es sich um eine Vergrößerung, bei der Hyperplasie um eine Vermehrung der zelligen Elemente eines Organes ohne qualitative Änderung derselben. Gewiß wird die Hypertrophie des Uterus in der Schwangerschaft oder die Arbeitshypertrophie der Körpermuskulatur, die kompensatorische oder vikariierende Hypertrophie einzelner Organe, wie Niere, Leber, Hode usw., wenn Teile eines Organes oder das eine von zwei paarigen Organen zugrunde gegangen sind, keinen Anlaß zur Verwechslung mit Geschwülsten geben. Es können aber Hypertrophien und Hyperplasien auf entzündlicher Grundlage entstehen und dann zu Bildungen führen, die unter Umständen weitgehende Ähnlichkeit mit echten Geschwülsten aufweisen und sehr schwer gegen diese abzugrenzen sind. Es gilt dies z. B. von manchen Hypertrophien der äußeren Haut und der Schleimhäute, von manchen Polypen, Papillomen, den spitzen Kondylomen, manchen Lymphomen, hyperplastischen Tonsillen usw.

Unter Regeneration verstehen wir eine Gewebsneubildung zum Ersatz von zugrunde gegangenem Gewebe. Da Gewebsuntergang sowohl unter physiologischen als unter pathologischen Bedingungen stattfindet, sprechen wir von einer physiologischen und einer pathologischen Gewebsregeneration. In beiden Fällen, namentlich aber bei der physiologischen Regeneration, werden dieselben Elemente neugebildet, die das Muttergewebe zusammensetzen, doch weisen sie in ihrer Anordnung oft Abweichungen gegenüber der Norm auf. Aber auch qualitativ können sich bei der Regeneration Unterschiede gegenüber dem Muttergewebe ergeben, so daß von einer atypischen Regeneration gesprochen wird. Indem bei der Regeneration mehr Gewebe neugebildet wird als zugrunde gegangen ist, können geschwulstähnliche Bildungen entstehen, vgl. z. B. Callus luxurians, Caro luxurians, das Amputationsneurom usw. Auch dadurch, daß die Regeneration in Form umschriebener Knoten oder Knollen auftritt, kann die Unterscheidung von Blastomen, z. B. von Adenomen, oft sehr schwierig werden, vgl. die knotige oder adenomatöse Regeneration der Leber u. a. m. Es ist jedoch „Grundgesetz der Regeneration, daß bei diesem Vorgang die Gewebe des Körpers innerhalb derjenigen histologischen Grenzen bleiben, welche sie durch die Entwicklung, also von ihrem ersten Auftreten als gesonderte Teile der Anlage erhalten haben." (Marchand.)

Daß bei chronisch-produktiven Entzündungen spezifischer und unspezifischer Natur oft umfängliche Gewebsneubildungen, Granulome, entstehen, ist bekannt. Dieselben haben oft weitgehende Ähnlichkeit mit Geschwülsten und werden daher auch als infektiöse Granulationsgeschwülste bezeichnet; hieher gehören z. B. die Tuberkulome, Syphilome, Leprome usw. Sie unterscheiden sich von echten Geschwülsten dadurch, daß ihr Wachstum im allgemeinen relativ bald zum Stillstand kommt und daß sie frühzeitig Rückbildungserscheinungen aufweisen. Zweifellos stellen die entzündlichen Neubildungen eine Abwehrreaktion des Organismus gegen die einwirkende Schädlichkeit, vorwiegend gegen belebte Erreger, dar. Im Gegensatz zu den echten Geschwülsten erfolgt die

Verbreitung entzündlicher Neubildungen im Körper, die Entstehung sekundärer Herde, der Metastasen, durch Ausbreitung der Erreger, während bei den Blastomen die Geschwulstelemente verschleppt werden. Meist sind die entzündlichen Gewebsneubildungen durch ihren histologischen Befund wohl charakterisiert, oft ist aber die Unterscheidung von wahren Geschwülsten sehr schwierig. Es ist ja bekannt, daß manche Granulome lange Zeit hindurch für Blastome gehalten wurden, und daß ihre entzündliche Natur erst spät aufgedeckt worden ist; es sei z. B. auf das Lymphogranulom verwiesen.

Definition des Geschwulstbegriffes

Welche Merkmale sind es nun, die die echten Tumoren, die Blastome, charakterisieren? Gemeinhin wird ihr wesentliches Kennzeichen darin erblickt, daß sie unabhängig von dem Gesamtorganismus sich entwickeln, d. h. selbständig weiterwachsen, ohne auf den Ernährungszustand des Trägers, auf Stoffwechsel, Funktion usw. des befallenen Organismus Rücksicht zu nehmen. Die wahren Geschwülste wachsen weiter und nehmen an Größe zu, auch wenn der Körper in seiner Ernährung stark gelitten hat und hochgradige Kachexie aufweist. Sie verdrängen normales Gewebe oder dringen sogar in dasselbe ein und zerstören es. Dieses Verhalten wird gewöhnlich durch das Wort „Autonomie" zum Ausdruck gebracht, die Blastome werden in erster Linie als „autonome Wachstumsexzesse" definiert. Gegenüber der Hypertrophie, Hyperplasie und Regeneration kommt ferner in Betracht, daß die Blastome sich auch qualitativ von dem Muttergewebe unterscheiden, daß Struktur und Anordnung der sie zusammensetzenden Elemente stets mehr minder beträchtliche Abweichungen von dem Muttergewebe, Atypien, aufweisen. „Die Selbständigkeit und Unabhängigkeit des Wachstums sowie dessen primäre morphologische und physiologische Abweichungen vom Typus sind als die Hauptcharakteristika des blastomatösen Prozesses anzusehen." (Borst.) Als Konsequenz der Autonomie wird den Geschwülsten die Möglichkeit des unbegrenzten, bis an das Lebensende des Trägers andauernden Wachstums zuerkannt. Es wird des weiteren hervorgehoben, daß sich die echte Geschwulst nicht sinngemäß in den Organisationsplan des Organismus einfügt, daß sie viemehr eine zwecklose und sinnlose Bildung darstellt, „Luxusprodukte, welche dem Körper in keiner Weise zum Nutzen gereichen, in den meisten Fällen sogar direkt schädliche, verderbliche Leistungen des Körpers darstellen." Bei den Geschwulstbildungen „ist so gut wie nichts von einer folgerichtigen Einrichtung, einer scheinbaren Zweckmäßigkeit, im Gegenteil, der ganze Vorgang ist etwas dem Plan des Organismus ebenso Widersprechendes, Heterogenes, wie die Entstehung der Mißbildungen" (Marchand). Den infektiösen Granulationsgeschwülsten gegenüber wird Gewicht darauf gelegt, daß bei den echten Blastomen eine Entstehungsursache nicht bekannt ist.

Den angeführten Momenten suchen die meisten Definitionen der Geschwülste Rechnung zu tragen. Borst definiert in seiner Geschwulstlehre den geschwulstbildenden Prozeß „als ein ohne nachweisbare Ursache entstehendes, örtlich exzedierendes, eigenmächtiges und selbständiges, zweck- und zielloses Wachstum von Zellen und Geweben, welches ein in morphologischer und biologischer Beziehung mehr oder weniger atypisches Produkt liefert". Neuerdings bezeichnet er die echten Geschwülste kurzweg als „Wachstumsexzesse von autonomem Charakter". — Ribbert gibt in seiner Geschwulstlehre folgende Definition: „Die Geschwülste sind in sich abgeschlossene Neubildungen (mit dauerndem Wachstum), die sich dem Körper gegenüber wie Parasiten verhalten, ihm ihre Nahrung entnehmen, im übrigen aber nahezu oder völlig von ihm unabhängig sind. Der Organismus hat auf ihr biologisches Verhalten keinen Einfluß." Nach Lubarsch sind Geschwülste „scheinbar selbständig entstehende Gewebswucherungen, die zwar in ihrem histologischen Bau mit dem Mutterboden mehr oder weniger übereinstimmen, in der Form aber atypisch erscheinen und trotz ihrer organischen Verbindung mit dem Mutterboden ein selbständiges, scheinbar eigenen Gesetzen unterworfenes Leben führen, das dem Gesamtorganismus nicht oder nur ganz ausnahmsweise zugute kommt."

Demgegenüber betonte nun E. Albrecht, daß sich „in den Geschwulstdefinitionen eine Anzahl von Ammenmärchen eingeschlichen hat", und zwar „sind es so gut wie alle Charakteristika der Geschwülste, die eigentlich in dieses Kapitel gehören, so daß es für einen böswilligen Kritiker gegenwärtig überhaupt keine zutreffende, allgemein gültige Definition von ‚Geschwulst' in irgend einem Lehrbuche gibt." Gewiß treffen die verschiedenen Charakteristika vielfach zu, „aber die gemeinsame, zugrundeliegende Eigenart der Geschwulstbildung treffen sie alle nicht". In erster Linie lehnt Albrecht das Symptom des unbegrenzten Wachstums der Tumoren ab und führt viele Beispiele dafür an, daß „die Mehrzahl der Geschwülste genau ebenso wie die Organe ein recht begrenztes Wachstum zeigt". Diese Tatsache ist gewiß unbestreitbar, ebenso wie der Umstand, daß Tumoren oft Rückbildungserscheinungen aufweisen. So hebt ja auch Borst hervor, daß hinsichtlich Dauer und Energie des Wachstums bei den einzelnen Geschwülsten große Verschiedenheiten bestehen, es spricht dies aber nicht gegen die Möglichkeit eines unbegrenzten Wachstums, das ja tatsächlich oft genug in Erscheinung tritt. Auch gegen die allgemeine Gültigkeit der anderen Eigenschaften, die gewöhnlich in der Definition der Blastome hervorgehoben werden, erhebt Albrecht Einwendungen, so gegen die Selbständigkeit und Unabhängigkeit ihres Wachstums (Autonomie), gegen ihre Unzweckmäßigkeit, gegen die Atypie ihrer Zellen usw. Daß diese Kennzeichen der Geschwülste nicht immer nachweisbar, oft nur in geringem Grade entwickelt sind, ja in einzelnen Fällen wohl auch ganz fehlen können, unterliegt keinem Zweifel und wird von allen Untersuchern zugegeben, die sich mit dem Geschwulstproblem beschäftigt haben. So definiert Dürck die Blastome als „mehr oder weniger umschrieben auftretende, selbständig und ohne physiologischen Abschluß wachsende, überschüssige Gewebsbildungen, welche zu keiner Zeit ihres Bestehens funktionierende Bestandteile des Organismus darstellen und von Anfang an bei ihrem Wachstum aus dem funktionierenden Organverband heraustreten". Er fügt aber sofort hinzu, daß diese Definition zwar „den hauptsächlichen und charakteristischen Eigentümlichkeiten der echten Geschwulstbildungen gerecht zu werden sucht, im Einzelfall aber gewiß nicht in allen Punkten Geltung besitzt". — E. Albrecht erblickt in den Geschwülsten organartige Fehlbildungen, Organoide, und entfernt sich damit nicht sehr wesentlich von der Auffassung anderer Autoren, welche die Geschwülste als „mehr oder weniger stümperhafte Nachbildungen normaler Gewebe, Organe oder Organsysteme, ja manchmal eines ganzen Organismus" auffassen (Borst).

Eine allgemein gültige, klare Definition des Geschwulstbegriffes dürfte sich zurzeit noch nicht geben lassen, wir verfügen aber über Richtlinien, die es in den meisten Fällen gestatten, blastomatöses Wachstum von Gewebsneubildungen anderer Art zu trennen. In erster Linie kommt es hiebei auf den Nachweis der Autonomie des Wachstums und der Atypie der Zellformen an, denn wie Borst mit Recht sagte: „Selbständigkeit und Eigenmächtigkeit ist die Signatur einer jeden echten Geschwulst." Daß sich allerdings bei der Beurteilung der einschlägigen Verhältnisse nicht selten große Schwierigkeiten ergeben, wurde schon einleitend erwähnt und durch einzelne Beispiele belegt, die sich noch beträchtlich vermehren lassen. So wurde die Prostatahypertrophie, wie der Name sagt, lange Zeit als Hypertrophie aufgefaßt, während sie heute vielfach als Adenombildung gedeutet wird. Dieselben Zweifel bestehen auch bezüglich mancher Formen von Strumen, mancher Hypophysen- und Nebennierengeschwülste (vgl. später), ganz besonders aber bezüglich vieler Systemerkrankungen des hämatopoetischen Apparates. Die verschiedenen Formen der Leukämie werden von den meisten Untersuchern zu den Hyperplasien des lymphatischen, beziehungsweise myeloischen Gewebes, von anderen aber zu den Blastomen gezählt.

Von Wichtigkeit ist die Abgrenzung der Geschwülste gegenüber geschwulstähnlichen Mißbildungen. Allerdings stoßen wir hier, wie Schwalbe betont, auf die große Schwierigkeit, daß wir den Begriff Mißbildung ebensowenig befriedigend definieren können wie den Geschwulstbegriff. Halten wir uns an die eben besprochenen Richtlinien zur Umgrenzung der Blastome, so müssen wir alle jene geschwulstähnlichen Mißbildungen oder lokalen Fehlbildungen ausscheiden, welche ein autonomes Wachstum vermissen lassen. Es gilt dies für solche, durch Weiterentwicklung unverbraucht liegengebliebener Gewebskeime entstandene Bildungen, die nur ein hyperplastisches, nicht aber ein blastomatöses Wachstum aufweisen, z. B. manche Kiemengangsgeschwülste, Nabelgeschwülste, ferner für jene tumorähnlichen Gebilde, die durch Weiterentwicklung abgesprengter Gewebskeime entstehen, die sich aber doch durchaus „innerhalb der Grenzen eines Organulum halten". Namentlich Eugen Albrecht hat sich in sehr erfolgreicher Weise bemüht, diese Trennung möglichst klar durchzuführen und hat dadurch unsere Erkenntnis des Wesens der Geschwülste sehr gefördert. Er bezeichnet als Choristome „geschwulstartige Bildungen, welche mit Sicherheit als an abnormen Stellen gelagerte Organteile anzusehen sind und nur durch diese abnorme Lagerung und ihre Abgrenzung gegen die Umgebung den Eindruck von Geschwülsten machen". Als Hamartome bezeichnet Albrecht „geschwulstartige Fehlbildungen, in denen in Wirklichkeit sich nur nachweisen läßt eine abnorme Mischung der normalen Bildungsbestandteile des Organs, in dem sie auftreten, sei es der Menge oder Anordnung oder dem Grade der Ausbildung, Ausreifung nach oder in allen diesen drei Hinsichten". Zu den Hamartomen gehören z. B. nach Albrecht die Kavernome der Leber und Milz, die tuberösen Fibrome des Nierenmarkes, die tubulösen Adenome der Leber, das Fibroma intercaniculare mammae u. a.

Die Choristome können denselben Bau und dieselbe Funktion wie jene Organe haben, von welchen sie in der Entwicklung abgetrennt wurden (z. B. Nebenmilz, akzessorische Nebenniere usw.) und gleichsam Organome darstellen.

Choristome und Hamartome sind keine wahren Blastome, doch können aus beiden, ebenso wie aus normalen Geweben, echte Blastome hervorgehen, die dann entsprechend ihrer Genese als Choristoblastome, beziehungsweise Hamartoblastome aufzufassen sind.

Die gleiche Betrachtungsweise ist auch für die aus Bestandteilen aller drei Keimblätter sich zusammensetzenden Geschwülste, die Teratome oder Tridermome, anzuwenden, „die derart an der Grenze beider Gebiete (sc. Mißbildungen und Geschwülste) stehen, daß man sie mit fast demselben Recht dem einen wie dem andern zurechnen kann". (Schwalbe.) Auch hier wird man sich an die „Signatur" der wahren Geschwülste halten und alle jene Bildungen, die, wie vor allem die Dermoidzysten des Ovar, ein autonomes Wachstum vermissen lassen, nicht zu den echten Geschwülsten, sondern zu den geschwulstähnlichen Mißbildungen zählen; ein Teil der Teratome stellt allerdings wahre Blastome dar (vgl. später).

Atypie der Geschwulstzellen — Zeichen der Malignität

Wie bereits hervorgehoben, sind die echten Geschwülste nicht nur durch die Selbständigkeit, die Autonomie des Wachstums, sondern auch durch eine Atypie der Zellformen, durch mehr minder tiefgreifende Unterschiede derselben gegenüber den Zellen ihres Mutterbodens in morphologischer und funktioneller Hinsicht unterschieden. Daß alle Geschwülste von körpereigenen Zellen abstammen, bedarf heute wohl nicht mehr einer näheren Begründung. Die alte Anschauung, daß die Geschwülste körperfremde Gebilde seien, die sich wie Parasiten verhalten, beziehungsweise daß die Geschwulstzellen selbst Parasiten darstellen (Adamkiewicz), hat heute vielleicht noch historisches Interesse, sonst aber jedenfalls keine Bedeutung. Dasselbe gilt von den Arbeiten Kellings, der durch ausgedehnte und mühsame Untersuchungen den Nachweis erbringen wollte, daß die bösartigen Geschwülste, namentlich des Darmtraktes, aus embryonalen Zellen einer Tierart, meist von Hühnern, in seltenen Fällen auch von Schafen oder Schweinen, bestehen. Es war von vorneherein nicht zweifelhaft, daß all diese Mühe vergebens war und besser anderen Untersuchungen dienstbar gemacht worden wäre. An der Tatsache kann nicht gerüttelt werden, daß die Geschwülste von den Körperzellen ihres Trägers abstammen. Oft besteht zwischen Geschwulst- und Körperzelle in morphologischer und selbst in funktioneller Beziehung weitestgehende Übereinstimmung, indem selbst die feineren Zellstrukturen die gleichen sind und indem unter Umständen Geschwulstzellen die gleichen Produkte zu liefern imstande sind (Schleim, Kolloid, Galle) wie die Zellen ihres Mutterbodens, beziehungsweise die gleiche Umwandlung wie diese eingehen (z. B. Verhornung). In solchen Fällen beschränkt sich die Atypie der Geschwulst oft nur auf Abweichungen in der Anordnung der einzelnen Elemente. Meist bestehen aber auch morphologische Unterschiede zwischen den Zellen der Geschwulst und jenen des Mutterbodens, die sich in Form, Größe und Färbbarkeit der ganzen Zelle oder namentlich ihres Kernes äußern. Je ausgereifter eine Geschwulst ist, desto mehr gleichen ihre Zellen dem betreffenden Muttergewebe, je unreifer eine Geschwulst ist, desto größer werden die Unterschiede in morphologischer und funktioneller Hinsicht. Es liegt nahe, daß bei schnellem, überstürztem Wachstum unfertige, unreife, weniger ausdifferenzierte Zellen gebildet werden, die weitgehende Unterschiede gegenüber dem Mutterboden darbieten. Diese Unterschiede der Geschwulstzellen, die also im wesentlichen in einem Verlust an spezifischer Differenzierung und in einer Zunahme der selbständigen Existenzfähigkeit bestehen, hat Hansemann als „Anaplasie" bezeichnet. „Wenn man sagt, eine Zelle sei anaplastisch, so drückt man damit aus, daß sie weniger differenziert sei als ihre Mutterzelle und eine höhere selbständige Existenzfähigkeit besitze als diese."

Ältere Autoren erblickten in diesem Verhalten der Geschwulstzellen eine Rückkehr zu einem embryonalen Stadium („zellulärer Atavismus"), Ribbert bezeichnete diese Rückkehr höher differenzierter Elemente auf eine frühere, einfachere Entwicklungsstufe ursprünglich als Rückbildung, später als Rückschlag. Eine Rückkehr reifer Zellen auf eine embryonale Entwicklungsstufe wird aber von Marchand und vielen anderen Autoren abgelehnt. Eine Gleichstellung der Geschwulstzellen mit embryonalen Zellen ist schon aus dem Grunde nicht angängig, da gerade das embryonale Gewebe die Tendenz zu fortschreitender, typischer Entwicklung und gesetzmäßiger Differenzierung in sich trägt, während für die Geschwulstzellen die atypische, vom Mutterboden mehr minder abweichende Entwicklung charakteristisch ist.

Viele Autoren erblicken in der Änderung, welche die Körperzelle

bei dem Geschwulstwachstum erfährt, einen degenerativen Prozeß, da
Ausreifung und Differenzierung der Gewebe in den Blastomen stets
geringer ist als in den normalen Geweben. Es ist jedoch fraglich, ob
die Anwendung des Begriffes Degeneration im gewöhnlichen Sinne
des Wortes hier am Platze ist. Etwas anderes ist es, wenn man bei der
Geschwulstbildung von einer „Entartung" der Zelle in dem Sinne spricht,
daß die Geschwulstzellen durch Verlust gewisser Eigenschaften gleichsam aus der Art geschlagen sind (Marchand). Wir werden später
noch einmal auf diese Frage zurückkommen müssen.

Jedenfalls kann man nach dem Grad dieser Zellveränderungen,
nach dem Grad der Anaplasie (Beneke gebraucht auf Grund bestimmter
Überlegungen die Bezeichnung Kataplasie) zwei Gruppen von
Geschwülsten unterscheiden, solche mit größerer und solche mit geringerer
Gewebsreife; erstere weisen nur geringe, letztere wesentliche Unterschiede
gegenüber dem Mutterboden auf. Dementsprechend werden die ausgereiften Geschwülste auch als homoioplastische, homoiotypische oder
homologe Blastome, die unausgereiften Geschwülste als heteroplastische,
heterotypische oder heterologe Blastome bezeichnet. Klinisch wird
gewöhnlich zwischen gutartigen oder benignen und bösartigen oder
malignen Geschwülsten unterschieden. Letztere sind durch rasche Entwicklung, Neigung zu regressiven Metamorphosen, infiltratives Wachstum, Übergreifen auf fremde Texturen, schrankenloses Eindringen in die
Umgebung, beziehungsweise in die Nachbarorgane mit Zerstörung derselben, ferner durch Metastasenbildung und Auftreten von Rezidiven
nach operativer Entfernung, histologisch vor allem durch beträchtliche
Atypien charakterisiert. Es entsprechen mithin im allgemeinen
die ausgereiften, homoioplastischen Geschwülste den sogenannten
benignen, die unausgereiften, heteroplastischen Geschwülste den
sogenannten malignen Tumoren, doch ist diese Übereinstimmung
nicht vollständig.

Überhaupt läßt sich nicht verkennen, daß die scharfe Trennung
in gutartige und bösartige Tumoren, die dem Praktiker nahezu unent-
behrlich ist, sich anatomisch kaum durchführen läßt, kennen wir doch
zahlreiche histologisch gutartige Tumoren, welche manche Eigenschaften
maligner Geschwülste aufweisen. Eines der bekanntesten Beispiele
bilden gewisse Strumen der Schilddrüse, die histologisch den Befund
eines gutartigen Kolloidkropfes darbieten und trotzdem zahlreiche
Metastasen in verschiedenen Organen (Lunge, Lymphknoten, Knochen)
setzen. Die erste einschlägige Beobachtung stammt von Cohnheim,
seither wurden bereits mehrere gleiche Fälle (zuletzt ein Fall von Guth)
mitgeteilt. Wenn diese Geschwülste als „maligne Adenome" oder „Karzinome geringster Anaplasie" (Hansemann) bezeichnet werden — auch
in anderen Organen kommen derartige Adenome vor —, so geschieht dies
eben mit Rücksicht auf die Bildung von Metastasen, während die primäre
Geschwulst nach dem gesamten anatomischen Befund zu den vollkommen
gutartigen Geschwülsten gezählt werden müßte. Wiederholt wurden
auch bei anderen histologisch gutartigen Geschwülsten, so bei Chondromen,

Myomen, Fibromen, Myxomen, Angiomen, Lipomen Metastasen oder Rezidivbildung beobachtet[1]).

Auch Heterotopien von Epithelproliferationen sind kein sicheres Zeichen einer atypischen Tumorbildung. R. Meyer hat gezeigt, daß durch entzündliche Prozesse Epithelien im weiblichen Genitale verlagert werden und proliferieren können, ohne daß ein Blastom entsteht. Dasselbe gilt auch für andere Organe, worauf namentlich Lubarsch hingewiesen hat. Im Magen und Darmkanal sowie in der Gallenblase kommt es im Anschluß an chronische Entzündungen oft zu beträchtlichem Tiefenwachstum des Epithels, das bis in die Muscularis, ja knapp unter die Serosa vordringen kann (vgl. später). Ebenso kennen wir stärkere Epithelproliferationen der äußeren Haut und der Schleimhäute in der Umgebung tuberkulöser und syphilitischer Herde, die ein blastomatöses Wachstum vortäuschen können, während tatsächlich keine Tumorentwicklung vorliegt.

Ob wir das abnorme Tiefenwachstum des Epithels auf eine gesteigerte Proliferationsfähigkeit der Epithelzellen oder auf eine Schwächung der unterliegenden Gewebe zu beziehen haben, oder ob beide Momente in Betracht kommen, soll hier nicht erörtert werden. Jedenfalls steht fest, daß Zellheterotopien bei verschiedenen pathologischen Prozessen nicht selten vorkommen und nicht etwa einen spezifischen Befund maligner Geschwülste darstellen. Selbst intravaskuläre Heterotopien von Epithel können, wie Lubarsch zeigte, gelegentlich durch stärkere Blutungen mit Eröffnung von Gefäßen hervorgerufen werden, ohne daß es zu einer Tumorentwicklung käme.

Es darf hiebei nicht übersehen werden, daß es bei malignen Geschwülsten nicht nur zu einem infiltrativen Wachstum, zu einem Eindringen in angrenzende Gewebe (im Gegensatz zum expansiven, verdrängenden Wachstum gutartiger Tumoren) kommt, sondern daß die Nachbargewebe gleichzeitig zerstört werden. Das Wachstum dieser Geschwülste ist also nicht bloß infiltrativ, sondern auch destruktiv oder „aggressiv". Worauf diese Fähigkeit der Gewebszerstörung beruht, ist noch nicht klargestellt. Es drängt sich der Gedanke an eine histolytische Fermentwirkung seitens der Geschwulstzellen auf, doch ist eine solche nicht erwiesen. Andererseits liegt es nahe, zur Erklärung des schrankenlosen Vordringens der Epithelzellen unausgereifter, epithelialer Geschwülste eine verminderte Widerstandsfähigkeit des Stroma neben einer gesteigerten Proliferationsfähigkeit des Epithels anzunehmen. Nach Thiersch sollen diese Bedingungen im höheren Alter gegeben sein und sich dadurch das Tiefenwachstum des Epithels bei Karzinomen erklären. Dagegen ist jedoch einzuwenden, daß die von Thiersch postulierten Zeichen der senilen Atrophie des Bindegewebes einerseits in vielen Fällen von Karzinom

---

[1]) Überdies ergibt sich ein gewisser Widerspruch zu der Bezeichnung „gutartige" Tumoren aus dem Umstand, daß solche Geschwülste bei entsprechendem Sitz (ebenso wie andere pathologische Bildungen gleicher Lokalisation) dem Organismus sehr schädlich werden, ja den Tod zur Folge haben können (z. B. Gliome des Gehirnes u. a. m.).

nicht vorhanden sind, anderseits sich oft nachweisen lassen, ohne daß
Karzinomentwicklung vorliegt. Ferner darf nicht übersehen werden,
daß, wie heute bereits durch sehr zahlreiche Beobachtungen festgestellt
ist, Karzinome im jugendlichen Alter, ja selbst im Kindesalter (Lit. bei
Philipp, Lindemann u. a.) vorkommen, wo von einer senilen Atrophie
des Bindegewebes noch nicht die Rede sein kann, und daß gerade Karzinome bei jugendlichen Personen einen besonders malignen Verlauf
nehmen. Bierich führt, unter Verwertung der gleich zu besprechenden
Forschungen Warburgs, das Tiefenwachstum des Krebses auf eine
Auflockerung des an das Epithel angrenzenden Bindegewebes durch
Milchsäurewirkung zurück, wobei feine, mit Elastikafarbstoffen elektiv
färbbare Fasern auftreten, die später zerstört werden.

Ob diese Erklärung zutrifft, muß noch dahingestellt bleiben. Jedenfalls müssen wir festhalten, daß der Nachweis zerstörenden, destruktiven
Wachstums ein wichtiges, vielleicht sogar das einzige sichere Kennzeichen
bösartigen Geschwulstwachstums darstellt.

Als histologische Kennzeichen der Malignität werden gewöhnlich
höhere Grade der Zellatypie, Atypien der Kernform und Kerngröße,
pluripolare, beziehungsweise asymmetrische Mitosen, großer Zellreichtum
und Zellmannigfaltigkeit usw. betrachtet, kurz alle jene Eigenschaften
der Tumorzellen, die Hansemann unter dem Namen Anaplasie zu-
sammenfaßte. Hansemann hat ursprünglich namentlich auf die asymmetrische Kernteilung durch Verlust von Chromosomen besonderes
Gewicht gelegt und hierin die Ursache der Anaplasie sehen wollen. Diese
Anschauung erwies sich als irrig, und Hansemann selbst gab zu, daß
Degeneration und Verlust einzelner Chromosomen nicht notwendig zur
Entstehung maligner Tumoren führen müssen. Wir wissen heute, daß
asymmetrische oder pluripolare Mitosen wie auch die übrigen eben auf-
gezählten Zellatypien unter Umständen bei verschiedenen pathologischen
Prozessen, wenn auch gewiß nicht so häufig wie bei Blastomen und speziell
bei malignen Blastomen, auftreten können. All diese Zelländerungen
sind also kein spezifisches oder charakteristisches Kennzeichen maligner
Tumoren, wenngleich sie bei diesen besonders ausgesprochen sind und
Zellreichtum und Zellmannigfaltigkeit einer Geschwulst im allgemeinen
um so größer sind, je bösartiger sie ist. Es ist jedoch die Frage, ob diese
Eigenschaften in ursächlichem Zusammenhang mit der Malignität des
Tumors stehen, d. h. ob die Anaplasie der Zellen im Sinne Hansemanns
die Voraussetzung malignen Wachstums oder, wie Lubarsch nachdrücklich hervorhebt, nur den Ausdruck der Wachstumsgeschwindigkeit
der Geschwulst darstellt. Ribbert definiert das maligne Wachstum
als stärkeres, lebhafteres Wachstum, und ebenso sagt Lubarsch: „Je
überstürzter das Wachstum ist, je rascher eine Zellgeneration auf die
andere folgt, um so unausgebildeter werden die Zellen sein, um so mannig-
faltiger auch ihre Zell- und Kernformen.“ Geht das Wachstum nicht
überstürzt vor sich, so können auch in bösartigen Geschwülsten die
Zeichen stärkerer Anaplasie fehlen, die Tumorzellen mehr oder weniger
ausgereift sein, umgekehrt können auch in rascher wachsenden, gut-

artigen Geschwülsten Zellen mit stärker ausgeprägter Atypie auftreten. Anaplasie ist eben nicht die Ursache, sondern die Folge der Malignität oder besser des überstürzten Wachstums.

Funktion der Geschwulstzellen

Auch hinsichtlich ihrer funktionellen Leistungen bestehen zwischen normalen Körperzellen und Geschwulstzellen keine prinzipiellen Unterschiede.

Hansemann bezeichnete als Funktion der Zellen 1. Sekretion, 2. Geotropismus (d. h. die Fähigkeit mancher Zellarten, sich an bestimmte Flächen usw. anzulehnen und ihnen entlang zu wachsen), 3. Bewegung, 4. Phagozytose und 5. die Fähigkeit, gewisse Umwandlungen, wie Verhornung, Verfettung usw. einzugehen. Alle diese Funktionen können auch in den Zellen maligner Geschwülste unter Umständen erhalten sein (je nach dem Grad ihrer Anaplasie in höherem oder geringerem Maße), sind aber bisweilen nur angedeutet oder fehlen vollständig. Daß Geschwulstzellen die gleichen Sekrete liefern können wie ihre Mutterzellen, ist bekannt. Es gibt primäre Leberkarzinome, deren Zellen (auch in den Metastasen) Galle produzieren, Schilddrüsenkarzinome, die Kolloid bilden; bei Pankreaskarzinomen kommt es nicht zur Entwicklung eines Diabetes, bei Nebennierentumoren nicht zum Morbus Addison, bei Schilddrüsenkarzinomen nicht zum Basedow usw. Es sei in diesem Zusammenhang an die oft zitierte Beobachtung Eiselsbergs erinnert, in welcher nach Exstirpation einer malignen Struma Kachexie auftrat, die aber nach Entwicklung einer Metastase verschwand. Als letztere entfernt wurde, trat die Kachexie wieder auf. Diese und analoge Beobachtungen zeigen, daß auch die Zellen maligner Tumoren die gleichen Sekrete liefern können wie die entsprechenden normalen Körperzellen. Auch die erwähnten Veränderungen normaler Körperzellen, wie ganz besonders Verhornung, Verfettung, Verschleimung usw., treten in den Zellen von Geschwülsten entsprechender Herkunft in gleicher Weise auf.

Es gibt also keine Eigenschaft, welche die einzelne Zelle zur Tumorzelle stempeln und als solche kenntlich machen, beziehungsweise der einzelnen Tumorzelle den Stempel der Malignität aufdrücken würde. Ebensowenig wie wir absolute Merkmale einer Geschwulstzelle anzugeben in der Lage sind, ebensowenig vermögen wir sichere Kennzeichen der Malignität an der einzelnen Zelle festzustellen. „Die Zellen gutartiger und bösartiger Tumoren sind nicht prinzipiell voneinander geschieden. Malignität und Benignität sind nur Wachstumserscheinungen. Es gibt keine bösartigen Zellen." (Ribbert.)

Es geht daher nicht an, von „Karzinomzellen,, oder „Sarkomzellen" als wohl charakterisierten Gebilden zu sprechen und es kann nicht genug davor gewarnt werden, aus den Eigenschaften einzelner Zellen, beispielsweise in Pleura- oder Peritonealpunktaten oder in Sekreten,

mit Sicherheit eine Tumordiagnose zu stellen, oder aus vereinzelten Zellatypien oder Zellheterotopien auf „Beginn der Tumorentwicklung", bezw.
„Übergang von normalem Gewebe in Geschwulstgewebe" schließen zu
wollen.

Chemie der malignen Geschwülste

Sehr zahlreiche Arbeiten gehen darauf aus, durch Untersuchung
der chemischen Leistungen der Geschwulstzellen Einblick in das Wesen
der Malignität zu gewinnen.

Die Untersuchungen von Blumenthal und Wolff und ebenso
von Neuberg führten zu dem Ergebnis, daß, während das Ferment
normaler Gewebszellen nur das eigene Eiweiß abzubauen vermag, das
in den Krebszellen vorhandene Ferment auch außerdem die Eiweißkörper
der übrigen Zellen abzubauen imstande ist. Durch diese Heterolyse der
Krebsfermente glaubt Blumenthal das infiltrative Wachstum des
Karzinoms und die Krebskachexie erklären zu können; bei der Umwandlung einer normalen Epithelzelle zur Krebszelle (?) handle es sich
daher im wesentlichen um eine chemische Abartung. In diesem Zusammenhang sei auch auf die Untersuchungen Abderhaldens hingewiesen, denen zufolge Krebszellen in manchen Fällen Fermente produzieren, die bestimmte Verbindungen in anderer Weise abbauen, als es
die Fermente normaler Gewebe tun, ferner auf die Befunde von Petry,
denen zufolge ein im Krebsgewebe vorhandenes autolytisches Ferment
Krebseiweiß besonders schnell und intensiv zum Abbau bringt. Kepinow
konnte jedoch die Befunde von Blumenthal und Wolff und von Neuberg nicht bestätigen, und auch Hess und Saxl fanden keine Vermehrung des postmortalen Eiweißabbaues durch Karzinom, vielmehr verhielt dieses sich nach ihren Untersuchungen im Gegensatz zu Blumenthal
und Wolff und Neuberg hinsichtlich Heterolyse wie normales Gewebe.

Auf die überaus zahlreichen einschlägigen Arbeiten kann an dieser
Stelle nicht näher eingegangen werden und sei diesbezüglich auf das umfassende Referat von E. Freund verwiesen.

Kahn faßt die Ergebnisse der verschiedenen Untersuchungen über
die chemische Zusammensetzung der malignen Tumoren und über die
Stoffwechseländerungen im krebskranken Organismus in folgender Weise
zusammen: „Von anorganischen Stoffen ist vor allem das Kalium in rasch
wachsenden Tumoren vermehrt. Die Karzinome sind sehr fermentreich;
vor allem sind die kohlehydrat- und die eiweißspaltenden Fermente
vermehrt. In malignen Tumoren ist das Albumin, und zwar besonders
dessen hydrophilste Fraktion erheblich vermehrt. Die Labilität der
Bluteiweißkörper ist bei Krebskranken wie allen Kranken mit erhöhtem
Zellaufbau oder Zellzerfall gesteigert. Mit großer Regelmäßigkeit findet
sich im Blut, beziehungsweise Serum Krebskranker eine Verminderung
des Albumins, und zwar besonders seiner hydrophilsten Fraktion. Diese
Verminderung läßt sich im Rahmen der klinischen Untersuchung zur
Differentialdiagnose maligner Tumoren verwerten."

Von besonderem Interesse sind die durch eine lange Reihe von Jahren fortgeführten Untersuchungen von Freund und Kaminer, da ihre Ergebnisse praktische Verwertung für die Geschwulstdiagnose gefunden haben und auch zur Erklärung der Karzinomentstehung herangezogen werden. Freund und Kaminer fanden, daß das Serum karzinomfreier Individuen imstande ist, Karzinomzellen zu zerstören, während das Serum karzinomatöser Individuen Karzinomzellen nicht zerstört. Organzellen karzinomfreier und karzinomatöser Individuen werden von beiden Seris nicht angegriffen. Die von Freund und Kaminer angewendete Untersuchungstechnik ist im wesentlichen die folgende:

Die möglichst wenig zerfallenen oder verfetteten Teile des Karzinoms (Sektionsmaterial ist vorzuziehen) werden grob zerkleinert und nach und nach mit der zehnfachen Menge einer Lösung von 0·6% Kochsalzlösung und 1% saurem phosphorsaurem Natron durch ein grobmaschiges Tuch oder eine mehrfache Lage von Gaze unter leichtem Quetschen durchgepreßt. Die hiebei durch das Tuch tretende trübe Flüssigkeit enthält das ganze Zellmaterial. Man kann diese Zellen durch mehrstündiges Absetzen oder vorsichtiges Zentrifugieren und mehrfaches Waschen mit der gleichen Lösung gewinnen und bei zirka 0 Grad längere Zeit aufheben. Zur Ausführung des Versuches wird zu zehn Tropfen Serum, die mit einem Tropfen 0·5% Fluornatriumlösung versetzt wurden, ein Tropfen der Zellaufschüttelung gegeben und von dieser Mischung ein Tröpfchen im Blutzählapparat von Thoma-Zeiß ausgezählt. Die Zellaufschüttelung wird so gewählt, daß zirka 10 bis 20 Zellen in einem großen Feld des Thoma-Zeißschen Apparates zu zählen sind. Die Mischungen werden unter gutem Verschluß in kleinen Eprouvetten 24 Stunden im Thermostaten aufbewahrt und dann wieder ausgezählt.

Eine zweite Reaktion besteht darin, daß das Serum karzinomatöser Individuen in Karzinomextrakten spezifische Trübungen hervorruft, die sowohl durch normales Serum wie durch Ätherextrakte von Pferdeserum aufhellbar sind. (Die Versuchstechnik vgl. Wien, klin. Wochenschrift 1911, S. 1759.)

Die Erklärung des verschiedenen Verhaltens des Serums karzinomfreier und karzinomatöser Individuen gegenüber Krebszellen liegt nach den Untersuchungen Freunds und Kaminers darin, daß ersteres eine ätherlösliche Substanz, eine organische Fettsäureverbindung enthält, welche Karzinomzellen zu zerstören vermag („Normalsäure") und als Schutzsubstanz der normalen Zellen anzusehen ist. Karzinomserum und Karzinomgewebe besitzen diese Normalsäure nicht, sondern enthalten eine ungesättigte Fettsäureverbindung („Karzinomsäure"), welche zur Schutzsubstanz der Karzinomzellen wird. Setzt man diese Substanz Karzinomzellen zu, so schützt man dieselben gegen die auflösende Wirkung normalen Serums („Schutzreaktion"). Freund und Kaminer erblicken in diesem Verhalten des Karzinomserums den Ausdruck einer Allgemeindisposition für Karzinom, um so mehr, als die Schutzreaktion auch nach Radikaloperation eines Karzinoms bei jahrelanger Rezidivfreiheit erhalten bleibt. Weitere Untersuchungen zeigten, daß das Filtrat des Darminhaltes an Karzinom erkrankter Personen (gleichgültig, ob der

Tumor im Darmtrakt sitzt oder nicht) mit Karzinomextrakten eine Trübung gibt, während Filtrate des Darminhaltes normaler Personen diese Trübung nicht geben.

Unter den Forschungen der jüngsten Zeit ist ganz besonders der Arbeiten von Warburg und seiner Mitarbeiter zu gedenken, deren Ergebnissen große Bedeutung beigemessen wird. Warburg und Minami stellten zunächst fest, daß das überlebende Flexner-Joblingsche Rattenkarzinom im Reagensglasversuch in einer mit Traubenzucker versetzten Ringerlösung Milchsäure in großer Menge erzeugt. Die glykolytische Fähigkeit des Tumorgewebes übertrifft jene des normalen Rattengewebes mindestens um das 70fache. Warburg kommt daher zu dem Schlusse, daß die Karzinomzelle neben der Sauerstoffatmung eine zweite energieliefernde Reaktion besitzt. Sie oxydiert nicht nur Zucker, sondern spaltet ihn auch zu Milchsäure, und zwar vermag sie pro Stunde 10 bis 12% ihres Eigengewichtes an Milchsäure zu bilden. Die Karzinomzelle lebt also etwa wie ein anaerober Milchsäurebazillus zum Teil auf Kosten einer Gährung, zum Teil auf Kosten einer Oxydation. Diese Befunde gelten nach Warburg nicht nur für das Flexner-Joblingsche Rattenkarzinom, sondern auch für Epithelzellen der menschlichen Karzinome; R. Bauer und Nyiri konnten allerdings diese Angaben für das Karzinom des Menschen nicht bestätigen. Die große glykolytische, anaerobe Wirksamkeit ist nach Warburg keine besondere Eigenschaft der Tumoren, sondern eine Eigenschaft wachsender Gewebe, denn auch embryonales Gewebe bildet unter anaeroben Bedingungen Milchsäure, unter aeroben Bedingungen aber fast gar nicht. Es ist also der Stoffwechsel der Karzinomzelle in der Bilanz zum Teil ein Gährungs-, zum Teil ein Oxydationsstoffwechsel. Durch ersteren unterscheidet sich die Karzinomzelle fundamental von dem embryonalen Gewebe und dem ruhenden und wachsenden Epithel, Geweben, deren Stoffwechsel in der Bilanz ein Oxydationsstoffwechsel ist. Hinsichtlich der anaeroben Glykolyse besteht auch kein wesentlicher Unterschied zwischen gutartigen und bösartigen Tumoren, ein solcher wird aber unter aeroben Bedingungen bemerkbar. Warburg kommt daher zu der für unsere Fragestellung wichtigen Schlußfolgerung: „So bestätigt die Stoffwechseluntersuchung die Erfahrungen der Pathologen, daß zwischen gutartigen und bösartigen Tumoren keine prinzipiellen, sondern nur graduelle Unterschiede bestehen.“

Ausgehend von den Untersuchungen Warburgs hat Silberstein das Verhalten von Karzinommäusen gegen Insulin untersucht. Er fand, daß Karzinommäuse sowie anscheinend auch karzinomkranke Menschen weit größere Mengen von Insulin vertragen wie normale Tiere, beziehungsweise normale Menschen, und nimmt an, daß dieses Verhalten auf eine durch die Tätigkeit der Krebszellen bedingte Änderung im Kohlehydratstoffwechsel des tumorkranken Organismus zurückzuführen sein dürfte. Weitere Versuche schienen dafür zu sprechen, daß transplantable Mäusetumoren bei Tieren, die dauernd unter Insulinwirkung gehalten werden, weit schlechter angehen als bei normalen Tieren und im Wachstum beträchtlich zurückbleiben, ein Verhalten, welches allenfalls den Weg für eine therapeutische Beeinflussung schon bestehender Tumoren weisen könnte. Silbersteins Untersuchungen fanden eine Bestätigung durch Münzner und Rupp. Diese Autoren konnten zeigen, daß bei Teermäusen, die mit Insulin behandelt wurden, die Wachstumsgeschwindigkeit der Tumoren geringer war als ohne Insulinbehandlung. Sie schreiben daher dem Insulin eine hemmende Wirkung auf das Tumorwachstum zu. Zu denselben Ergebnissen gelangte Witzleben, während R. Bauer und Nyiri die Beobachtungen Silbersteins nicht bestätigen konnten.

Geschwulstkachexie

Auf besondere Leistungen der Geschwulstzellen dürfte in manchen Fällen die häufig zu beobachtende Kachexie der Träger maligner Geschwülste zurückzuführen sein. Es ergeben sich in dieser Beziehung in den einzelnen Fällen sehr große Verschiedenheiten. So führen z. B. Karzinome im allgemeinen weit schneller zu Kachexie als Sarkome, aber auch bei manchen Karzinomen (z. B. des Uterus, der Mamma usw.) sieht man nicht selten lange Zeit hindurch einen guten Ernährungszustand des Körpers. Anderseits gibt es aber Karzinome, die schon frühzeitig zu einem rasch fortschreitenden, bisweilen exzessiven Kräfteverfall führen. Diese Kachexie hat in den verschiedenen Fällen eine verschiedene Ursache. In erster Linie kommt der Sitz der Geschwulst in Betracht. Es ist klar, daß Geschwülste, die durch ihren Sitz die Nahrungsaufnahme stark behindern oder gar unmöglich machen, wie stenosierende Tumoren des Ösophagus, der Cardia, des Pylorus usw. bald zur Inanition und damit zur Kachexie führen werden. Das Gleiche gilt von Geschwülsten, durch welche Organe zerstört werden, deren Verlust zu schwerer Adynamie führt. Ebenso ist es klar, daß ausgedehnt zerfallende und verjauchende Geschwülste in gleicher Weise, wie auch sonst lang dauernde, schwere Eiterungen, zu einem starken Kräfteverfall führen müssen. Es gibt aber Fälle, in welchen die genannten Verhältnisse nicht bestehen und trotzdem schwere Kachexie auftritt. So sieht man nicht selten kleine, wenig oder gar nicht exulzerierte Karzinome, die, trotzdem sie weder ihrer Größe noch ihrem Sitz nach schwere Störungen hervorzurufen vermögen, doch mit beträchtlicher Kachexie einhergehen. In solchen Fällen muß wohl an eine schädliche Wirkung besonderer Stoffwechselprodukte, an „Tumorgifte", gedacht werden, wenngleich solche bisher nicht nachgewiesen wurden.

Metastasenbildung

Unter den Eigenschaften unausgereifter, sogenannter maligner Tumoren wurde früher die Fähigkeit genannt, Metastasen, also sekundäre, mit dem primären Tumor nicht in Zusammenhang stehende Geschwülste gleichen Baues, an anderen Körperstellen zu bilden. Es wurde jedoch

schon darauf hingewiesen, daß auch ausgereifte, benigne Geschwülste
gelegentlich Metastasen bilden. Am häufigsten entstehen solche dadurch,
daß Geschwulstteilchen, beziehungsweise einzelne Geschwulstzellen in
die Lymph- oder Blutbahn gelangen und nun in näher (lokale, regionäre
Metastasen) oder entfernter gelegene Organe verschleppt werden und hier
weiterwachsen. In anderen Fällen kommen Metastasen dadurch zustande,
daß Geschwulstzellen auf die Oberfläche einer Schleimhaut oder serösen
Haut gelangen, hier haften bleiben und sich weiter entwickeln (Im-
plantations-, beziehungsweise Kontaktmetastasen). Erfahrungsgemäß
breiten sich Karzinome vorwiegend auf dem Lymphwege, auch retrograd
(Recklinghausen), Sarkome vorwiegend auf dem Blutwege aus.
(Über die Verbreitung maligner Tumoren vgl. Goldmann.) Daher
finden wir bei ersteren so überaus häufig Metastasen in den regionären,
oft auch in entfernteren Lymphknoten, während solche bei Sarkomen
fehlen oder nur in geringem Grade entwickelt sein können. Umgekehrt
finden wir bei Sarkomen weit häufiger als bei Karzinomen multiple
Metastasen in den Lungen. Auch die malignen Hypernephrome (Grawitz-
tumoren) der Niere und Nebenniere neigen zum Einbruch in die Blutbahn (Venen) und führen so zu ausgebreiteter Metastasenbildung. Bei
Fortpflanzung auf dem Lymphwege können Metastasen in der Wand
größerer Lymphgefäße, auch des Ductus thoracicus, entstehen, die
das Lumen derselben vollständig verlegen und Quelle weiterer Metastasen
abgeben können. Bisweilen erscheinen die kleinen und kleinsten Lymphgefäße vollständig von Tumormassen ausgefüllt, so daß sie wie an einem
Injektionspräparat hervortreten und ein zierliches Netzwerk weißer
Stränge mit unzähligen, knötchenförmigen Anschwellungen darstellen.
Diese Veränderung, Lymphangoitis carcinomatosa, ist namentlich an
den Lymphgefäßen der Pleura und des Peritoneums sowie auch der
Lungen nicht so selten anzutreffen; besonders Magenkarzinome bei
jugendlichen Personen zeigen häufig diese Art der Ausbreitung. Bei
Metastasierung auf dem Blutweg können auch größere Geschwulstteilchen
in Gefäßen stecken bleiben und Geschwulstemboli bilden. Bei Einbruch
in den Kreislauf, ganz besonders bei Entwicklung von Metastasen im
linken Ventrikel des Herzens kann es zu einer Aussaat von Geschwulst-
keimen im ganzen Körper, zu einer generalisierten Metastasenbildung
bisweilen von imponierender Mächtigkeit, kommen. So fand Verfasser
bei einem (von Jeannée mitgeteilten) Falle von Karzinom des rechten
Oberlappenbronchus, das in die benachbarte Vena pulmonalis ein-
gebrochen war, eine umfängliche, in die Höhle des linken Ventrikels sich
vorwölbende Metastase der Herzwand und zahllose Metastasen in der
Haut, in den Knochen, in den Lungen, im Epikard, in der Trachea, in
der Schilddrüse, in den Nieren und Nebennieren. (Vgl. Kantorowitz,
Lippmann: akute hämatogene Karzinose.)

 Von Wichtigkeit ist nun, daß nicht alle in die Blutbahn ein-
geschwemmten Tumorzellen auch tatsächlich zur Entstehung von Metastasen führen. So konnte namentlich M. B. Schmidt bei seinen Studien
über die Verbreitungswege der Karzinome den Nachweis führen, daß

man in den kleinen Lungenarterien häufig Krebszellen in fibrösen Thromben eingeschlossen findet, die hier in großem Umfange zugrunde gehen. Nur ein kleiner Teil der eingeschleppten Krebszellen erzeugt tatsächlich metastatische Geschwülste. Ebenso konnte neuerdings Stern zeigen, daß in der Lunge Karzinomzellen häufig abgefangen werden, während nur in etwa der Hälfte der Fälle die Lunge selbst vom Karzinom ergriffen wird. Dabei tritt Metastasenbildung in den Lymphräumen auf, ohne daß makroskopisch sichtbare Tumoren entstehen. Lubarsch stellt sich vor, daß die zunächst in den Lymphknoten ankommenden Epithelien zugrunde gehen, und daß dabei Toxine frei werden, die den Boden vorbereiten, so daß allenfalls später eingeschwemmte Zellen zu Metastasen auswachsen können. Die Metastasenbildung wäre also als eine Art von Autointoxikation aufzufassen.

Eine analoge Vorstellung entwickelt Ribbert. Er meint, daß die einzelnen Organe, solange sie normal sind, den in sie hineingelangenden Tumorzellen einen derartigen Widerstand entgegensetzen, daß ein Einwachsen nicht möglich ist. „Erst wenn sie durch die von den primären Neubildungen ausgehenden schädlichen Einflüsse in ihrer Lebensenergie herabgesetzt sind, können die Tumorzellen leben und proliferieren." Borst meint, daß die Säfte des Körpers nicht nur gegen Bakterien, sondern auch gegen eingeschleppte Zellen gewisse Schutzkräfte aufzubringen vermögen. Es muß also erst eine gewisse „Dyskrasie" der Säfte eingetreten sein, ehe sich verschleppte Geschwulstzellen zu behaupten vermögen.

Die gleiche Auffassung vertritt Paltauf. Er weist darauf hin, daß sich bei beginnenden Karzinomen eine Zellinfiltration im Bindegewebe findet, die als Entzündung oder als Reaktion gegen den Krebs gedeutet wird. Ähnliches findet sich in den erstergriffenen regionären Lymphknoten, während bei den Metastasen und in den Lymphknoten bei fortgeschrittenem Karzinom diese reaktiven Vorgänge fehlen. „Man gewinnt unwillkürlich den Eindruck, als ob nun der Organismus seine Abwehrkräfte verloren hätte und damit die Krebszelle die Überhand erworben hat."

Hinsichtlich der Verbreitung der Metastasen sei auf die bekannte Tatsache hingewiesen, daß zwischen Art und Sitz des Primärtumors einerseits und dem Ort und dem Grad der Metastasierung anderseits gewisse Beziehungen bestehen, derart, daß manche Tumoren fast regelmäßig sehr zahlreiche, andere fast gar keine Metastasen erzeugen, und daß bei bestimmten Tumoren bestimmte Organe mit Vorliebe Sitz von Metastasen sind. In letzterer Hinsicht sei z. B. an die Häufigkeit von Gehirn- und Nebennierenmetastasen bei Bronchialkarzinomen, von multiplen Knochenmetastasen in erster Linie bei Prostatakarzinomen, dann auch bei Karzinomen der Mamma und der Schilddrüse, ferner bei Nebennierentumoren, von Lebermetastasen bei Melanosarkomen usw. erinnert. (Einschlägige Zusammenstellungen vgl. z. B. bei Mielecki, Krasting und neuerdings bei Kitain.) Es ist ferner bekannt, daß manche Organe, wie z. B. die Milz, nur äußerst selten Sitz von Metastasen

sind. Bis zu einem gewissen Grade trifft ja die Ansicht Virchows zu,
daß jene Organe, in welchen sich häufig Primärtumoren entwickeln,
selten Sitz von Metastasen sind und umgekehrt. Für alle diese Erscheinungen fehlt zurzeit noch eine befriedigende Erklärung. Bamberger
und Paltauf sowie Neusser denken hiebei an eine gewisse Organverwandtschaft. „Es würde unseren Anschauungen vielleicht am besten
entsprechen, anzunehmen, daß Organe, die in funktionellen Beziehungen
stehen, auch chemische Ähnlichkeiten haben, so daß für pathologische
Derivate eines Gliedes des Systems bei entsprechend günstigen mechanischen Verhältnissen auch in den verwandten Organen ein guter Nährboden zur Verfügung steht." Auch Borst nimmt an, daß die Tumorzellen infolge verschiedener chemischer Zusammensetzung der Gewebsflüssigkeiten verschiedener Organe nicht überall die zusagenden Existenzbedingungen finden. M. B. Schmidt möchte zwar die physiologischen
und chemischen Eigenschaften der Organe in ihrer Bedeutung für die
Entwicklung von Metastasen, namentlich bei den Sarkomen, nicht
unterschätzen, „aber als beherrschend kann man die chemische Konstitution der Organe" seiner Meinung nach nicht ansehen.

In jüngster Zeit macht Stahr den Versuch, zur Erklärung des Auftretens von Metastasen in bestimmten Organen die Lehre Ehrlichs von
der atreptischen Immunität heranzuziehen, indem er sich vorstellt, daß
die spezifischen Wuchsstoffe für Karzinom in den einzelnen Organen
in ungleicher Weise zur Verfügung stehen.

Nach Blumenthal und E. Bauer ist die Oberflächenspannung
für das Haften von Krebszellen und für ihre weitere Entwicklung von
Bedeutung. Organe, deren Säfte eine geringere Oberflächenspannung
zeigen, sollen für die Entwicklung von Metastasen disponiert sein,
während mit hoher Oberflächenspannung ein gewisser Schutz gegen
Metastasenbildung verbunden wäre.

Trotz dieser verschiedenen Hypothesen erscheint die Tatsache, daß
zwischen bestimmten Tumoren und dem Sitz ihrer Metastasen eine
gewisse Korrelation besteht, und die weitere Tatsache, daß manche
Organe überaus häufig, andere nur sehr selten Sitz von Metastasen sind,
noch nicht befriedigend erklärt.

Von Interesse ist ferner die Entwicklung von Metastasen auf der
Oberfläche von Schleimhäuten und serösen Häuten. Ihre räumlichen
Beziehungen zum Primärtumor, ihr Sitz und ihre Ausbreitung lassen
vielfach die Annahme zwingend erscheinen, daß sie durch Einimpfung
und Haften von Geschwulstteilchen an der betreffenden Stelle entstanden sind. So sieht man häufig bei primärem Karzinom der Lippe,
Speiseröhre, Magen, Portio uteri usw. an einer genau gegenüberliegenden
Schleimhautstelle, die mit dem primären Tumor ständig in Berührung
ist, eine Metastase sich entwickeln (Kontakt-, Impf-, Abklatschmetastasen). Bei Karzinomen der Speiseröhre und des Magens findet
man bisweilen peripherwärts auf dem Wege, den der Speisebrei nehmen
muß, sekundäre Tumoren gleicher Art. Eine analoge Verbreitung des
Karzinoms sieht man auch gelegentlich in anderen Organen. So fand

sich in einem von Rizzi mitgeteilten Fall, den Verfasser zu untersuchen Gelegenheit hatte, ein Karzinom in dem obersten Abschnitt der Urethra. Von hier zog in der Längsrichtung der Harnröhre ein 2 *mm* breiter, ganz oberflächlich gelegener Streifen von Tumorgewebe zu einem größeren Plaque in dem vorderen Drittel der Urethra und ebenso von hier ein gleicher Streifen zu einer größeren Geschwulst, die fast die ganze Fossa navicularis bis zur Urethralmündung ausfüllte. Die Geschwulststreifen und die peripherwärts gelegenen, größeren Tumoren gehörten nur den oberflächlichen Schleimhautschichten an und schienen, soweit die histologische Untersuchung einen Schluß gestattet, nicht durch Ausbreitung auf dem Lymphweg entstanden zu sein. In solchen Fällen liegt wohl zweifellos die Annahme am nächsten, daß Geschwulstzellen mit dem Sekretstrom, beziehungsweise im Ösophagus mit dem Speisebrei fortgeschleppt wurden, auf ihrem Wege an einer geeigneten Schleimhautstelle haften blieben und sich nun weiterentwickelten. Ganz besonders wahrscheinlich ist die Annahme von Implantationsmetastasen für manche Fälle von Dissemination sekundärer Tumorknötchen auf der Oberfläche des Peritoneums bei primärer Geschwulst in einem Organ der Bauchhöhle oder für gewisse Fälle von Pseudomyxoma peritonei, in welchen Geschwulstelemente aus einem Ovarialkystom auf das Peritoneum gelangen, hier haften bleiben und umfängliche schleimige Massen bilden. Auch Ribbert, der das Vorkommen von Implantationsmetastasen auf Schleimhäuten oder der äußeren Haut bezweifelt, räumt die Möglichkeit einer Implantation auf serösen Häuten ein. Gewiß ist der exakte Nachweis dafür, daß eine Metastase durch Implantation entstanden ist, im einzelnen Falle schwer oder gar nicht zu erbringen, da vielfach, z. B. bei Vorhandensein mehrerer gleichartiger Geschwülste in der Speiseröhre oder im Magen, die Möglichkeit nicht von der Hand zu weisen ist, daß es sich um multiple Primärtumoren handelt, in manchen Fällen ist aber diese Annahme auszuschließen. Namentlich zeigen mehrere Beobachtungen, daß gelegentlich einer Operation Geschwulstzellen verschleppt und durch Implantation zu Metastasenbildung Veranlassung geben können. (Vgl. z. B. Olshausen: Impfmetastasen in der Bauchdeckennarbe nach operativer Entfernung maligner Ovarialtumoren.) Überdies ist auch durch den Tierversuch erwiesen, daß durch Implantation Metastasen entstehen können (vgl. später).

Daß Metastasen und Rezidivtumoren, für welch letztere in vieler Hinsicht die gleichen Erwägungen Geltung haben wie für erstere, bisweilen erst nach vielen Jahren in Erscheinung treten, bezeugen zahlreiche Beobachtungen. Auch in dieser Beziehung verhalten sich die verschiedenen Tumorarten verschieden. Besonders lange Intervalle sind z. B. bei den Melanosarkomen bekannt, es sei z. B. auf eine Beobachtung Olberts verwiesen, in welcher 24 Jahre nach Exstirpation eines Bulbus wegen Melanosarkom der Chorioidea eine allgemeine Melanosarkomatose aufgetreten war. Auch bei den Chorioepitheliomen treten die Metastasen bisweilen erst viele Jahre nach Entwicklung des Primärtumors auf, so z. B. in einer Beobachtung Koritschoners 22 Jahre nach dem letzten Partus. Auch bezüglich der Karzinome und Sarkome liegen analoge Erfahrungen vor (Olshausen, Haberer). Labhardt gelangt auf Grund einer eingehenden Untersuchung dieser Frage zu einer Bestätigung des Satzes von Duplay: „La période, durant laquelle la récidive est possible, paraît être, hélas, indéfinie." Er bringt unter anderem folgende Zusammenstellung über das zeitliche Auftreten von Metastasen und Rezidiven nach Karzinom:

Zahl der Jahre	Brust		Rectum		Zunge		Lippe		Andere Organe	
	Rez.	Met.	Rez.	Met.	Rez.	Met.	Rez.	Met.	Rez.	Met.
4	14	1	5	1	1	0	3	1	2	0
5	8	2	4	0	0	0	4	0	4	0
6	9	3	1	0	0	0	6	0	0	0
7	1	1	1	0	0	0	1	0	0	0
8	3	0	1	0	0	0	4	0	2	0
9	2	1	0	0	0	0	0	0	0	0
10	1	1	0	0	0	0	1	0	2	0
11	1	1	0	0	1	0	0	0	1	0
12	1	0	0	0	0	0	0	0	0	0
13	0	0	0	0	2	0	2	0	0	0
14—20	1	0	0	0	0	0	0	0	0	0
21—25	0	0	0	0	0	0	2	0	0	0
26—30	2	0	0	0	1	0	1	0	0	0

In manchen Fällen kann ein Zweifel darüber bestehen, ob es sich tatsächlich um verspätet aufgetretene Metastasen, beziehungsweise Rezidiven oder um neue primäre Tumoren gehandelt hat, vielfach ist aber ein Zweifel in dieser Richtung ausgeschlossen, so ganz besonders bei Tumoren besonderen Baues, wie bei Melanosarkomen und Chorioepitheliomen. Warum es in solchen Fällen mitunter erst nach vielen Jahren zur Entwicklung sekundärer Geschwülste kommt, vermögen wir derzeit nicht befriedigend zu erklären. Jedenfalls müssen die verschleppten Tumorzellen lange Zeit latent liegen geblieben sein, bis entweder ihre Wachstumsfähigkeit durch irgend welche Einflüsse eine Steigerung oder das umgebende Gewebe eine Schwächung erfahren hat, also dem Wachstum der Tumorzellen einen geringeren Widerstand entgegensetzen konnte. Labhardt meint, daß diejenigen Karzinome am meisten zu Spätrezidiven neigen, die an und für sich einen langsameren, relativ benignen Verlauf haben, wie Scirrhen. Gewiß hat diese Annahme nicht für alle Tumoren Geltung, wie das Beispiel der Chorioepitheliome zeigt.

Daß die Metastasen den Primärtumor oft an Größe übertreffen, ist bekannt. So machen z. B. kleine Tumoren des Magens oft sehr zahlreiche und sehr mächtige Metastasen, und dasselbe gilt von anderen Geschwülsten. Ja, bisweilen ist die Primärgeschwulst so unscheinbar, daß ihre Auffindung große Schwierigkeiten macht. Da die Metastasen sich aus verschleppten Zellen des primären Tumors und nur aus diesen entwickeln, während die Zellen des befallenen Organes sich passiv verhalten, versteht es sich von selbst, daß sie denselben Bau und dieselbe Zusammensetzung zeigen wie die primäre Geschwulst. Gar nicht selten (so z. B. bei Tumoren der Schilddrüse) sind Bau und Zusammensetzung einer Geschwulst in den Metastasen deutlicher erkennbar als in dem Primärtumor; namentlich ist dies der Fall, wenn letzterer durch regressive Metamorphosen bereits stärkere Veränderungen erfahren hat. Oft können in den Metastasen die gleichen funktionellen Leistungen (Kolloid-, Gallebildung usw.) oder die gleichen Umwandlungen (Verhornung, Verschleimung) wie im Primärtumor nachgewiesen werden. In manchen Fällen ist aber die Anaplasie in den Metastasen weit stärker als in der primären Geschwulst, so daß die Zusammengehörigkeit der Geschwülste auf den ersten Blick schwer erkennbar ist. Es kommt ferner vor, daß Metastasen Eigenschaften aufweisen, die dem primären Tumor nicht zukommen. So haben z. B. die Metastasen mancher Prostatakarzinome im Knochensystem die Fähigkeit, Knochenbildung anzuregen (osteoplastische Metastasen) und so zu einer Sklerosierung des Skelettes zu führen.

Multiple Primärtumoren

Wie schon erwähnt, ist die Entscheidung in manchen Fällen schwierig, ob es sich um Metastasen oder um multiple Primärtumoren handelt. Nach Billroth darf von multiplen Primärgeschwülsten nur dann gesprochen werden, wenn sie verschiedene Struktur haben, wenn sich jeder Tumor histogenetisch vom Mutterboden ableiten läßt und seine eigenen Metastasen macht. Sind diese Forderungen erfüllt, dann kann allerdings kein Zweifel darüber obwalten, daß es sich um verschiedene, primäre Tumoren handelt. Es ist dies namentlich dann der Fall, wenn es sich um Tumoren verschieden gebauter Organe (z. B. Karzinome der Haut und des Magen-Darmtraktes) oder Tumoren in verschieden zusammengesetzten Abschnitten desselben Organes (z. B. Plattenepithelkarzinom der Portio und Zylinderzellenkarzinom des Corpus uteri) oder Tumoren verschiedener Art (Karzinom und Sarkom) handelt, von welchen jeder Metastasen setzt. Einschlägige Fälle sind bereits wiederholt beschrieben worden (neuere Angaben vgl. z. B. bei Rieder, Siebke), und wohl jeder erfahrene pathologische Anatom verfügt über mehrere derartige Beobachtungen. Handelt es sich jedoch um multiple Tumoren eines Organes oder Organsystems, so sind die von Billroth geforderten Nachweise schwer oder gar nicht zu erbringen. Denn in solchen Fällen können die einzelnen Tumoren, trotzdem sie voneinander unabhängig, primär entstanden sind, ebenso wie ihre Metastasen gleichen Bau haben, abgesehen davon, daß auch bei sogenannten malignen Tumoren Metastasen ganz fehlen können. Ferner ist, wie früher erwähnt, die histogenetische Ableitung einer Geschwulst oft sehr schwierig, denn die berüchtigten Übergangsbilder, auf die in früherer Zeit so viel Gewicht gelegt wurde, haben erfreulicherweise ihre

Beweiskraft immer mehr eingebüßt. In einschlägigen Fällen ist die Entscheidung sehr schwer und kann oft nur auf Grund des subjektiven Urteiles und der Erfahrung des Untersuchers getroffen werden. Sitz, Verteilung, Ausdehnung der Geschwülste und der klinische Verlauf werden in solchen Fällen bei der Beurteilung wichtige Anhaltspunkte geben.

Unter den Fällen von multiplen primären Karzinomen lassen sich verschiedene Typen unterscheiden. Unserem Verständnis am nächsten liegen jene Fälle, in welchen offenbar die gleiche Ursache an verschiedenen Körperstellen zur Entwicklung von primären Karzinomen geführt hat, es gilt dies z. B. von den Teer- und Paraffinkrebsen, von den Krebsen in Lupusnarben, von dem Röntgenkarzinom. Einen anderen Typus bilden die multiplen Karzinome gleicher Art in gewissen Organen oder Organsystemen, so im Magen-Darmtrakt, besonders auf dem Boden einer Polyposis, oder in dem Nierenbecken und in der Harnblase (in Zusammenhang mit multiplen Papillomen). Vielleicht wären hier auch die multiplen primären Tumoren bei Xeroderma pigmentosum anzuführen. Ob es sich bei Entwicklung von Karzinomen in paarigen Organen (Ovarien, Mamma) um primäre Geschwülste handelt, ist fraglich; hier ist oft Metastasenbildung anzunehmen. Eine besondere Gruppe bilden endlich multiple, verschieden gebaute Karzinome im selben Organ oder in verschiedenen Organen.

Bei ausgereiften, also sogenannten gutartigen Geschwülsten ist multiple Entwicklung, namentlich innerhalb eines Organsystems, gar nicht selten, ja, manche Geschwülste, wie die Neurofibrome, Chondrome, Exostosen usw. treten mit Vorliebe multipel auf (vgl. später). Sehr häufig ist das Vorkommen multipler Tumoren verschiedener Art. Hansemann sieht hierin nur ein zufälliges Zusammentreffen, Bartel sieht in dem Vorkommen gehäufter Tumoren bei einem Individuum einen konstitutionellen Faktor und spricht von Tumorrassen, Roeßle (daselbst auch Lit.) glaubt, gewisse Gesetzmäßigkeiten in dem Auftreten multipler Geschwülste bei einem Individuum und vor allem gewisse Typen von Kombinationen nachweisen zu können und hierin den Ausdruck einer besonderen Veranlagung, einer besonderen Disposition eines Menschen erblicken zu dürfen; denselben Standpunkt nimmt auch Hedinger ein (vgl. hiezu auch Risak).

Kultur (Explantation) von Tumorgewebe

Bald nachdem die Technik zur Züchtung tierischer Gewebe in geeigneten Nährmedien gefunden worden war, setzten begreiflicherweise Versuche ein, auch Tumorgewebe künstlich zu züchten (Lit. siehe bei Rhoda Erdmann), in der Hoffnung, auf diesem Wege wichtige Aufschlüsse über verschiedene Probleme der Geschwulstpathologie zu erhalten. In der Tat gelang es, bei den transplantablen Mäuse- und Rattengeschwülsten ein Wachstum in vitro zu erzielen, während bei Tumoren des Menschen zunächst keine ganz eindeutigen Resultate erhalten wurden (vgl. z. B. Paul Albrecht und Joannovics).

Von besonderem Interesse sind jene Versuche, die darüber Aufschluß geben sollten, ob nach Übertragung künstlich gezüchteter Tumorzellen im Tier neuerdings Tumorwachstum auftritt. Die umfassenden einschlägigen Untersuchungen R. Erdmanns führten zu folgenden Ergebnissen: Künstlich gezüchtetes embryonales Gewebe, das in der Kultur hemmungslos wächst, gibt nach Einpflanzung in Tiere der gleichen Spezies niemals eine länger dauernde Zellwucherung. Kurze Zeit gezüchtete Tiertumoren erzeugen nach neuerlicher Verpflanzung im Tierkörper wieder Tumoren der gleichen Art, während längere Zeit (Wochen oder Monate) gezüchtete Tumoren bei neuerlicher Übertragung nicht mehr Geschwulstwachstum auslösen. Dabei verlieren die Tumorstückchen in normalem Plasma früher die Fähigkeit, Tumoren zu erzeugen, als bei Kultur im Plasma von Tumorträgern. Reinkulturen von Krebszellen rufen nach Übertragung auf Tiere kein Geschwulstwachstum hervor, so daß also auch diese Erfahrung zu dem Schlusse führt, daß hemmungsloses Wachstum allein eine Zelle nicht zur Krebszelle macht. Ebensowenig wie reingezüchtete Krebszellen ruft reingezüchtetes Stroma nach Übertragung auf Tiere Geschwulstwachstum hervor, nur Stroma und Karzinomzellen in organischem Verband, kürzere Zeit im Tumorplasma gezüchtet, verursachen nach Einpflanzung Tumoren. Auf Grund ihrer ausgedehnten, in jahrelangen Untersuchungen gewonnenen Erfahrungen kommt R. Erdmann zu dem Schlusse, daß die Krebszellen nach langem Züchten in vitro „etwas verloren haben müssen, das wir schlechtweg das krebserregende Agens nennen wollen, ohne uns auf seinen Charakter festzulegen". Sie glaubt, daß der retikulo-endotheliale (und zwar speziell der endotheliale) Apparat gereizt sein müsse, damit dieses fragliche Agens oder Virus haften könne.

Ätiologie der Geschwülste

Im Vordergrunde des Geschwulstproblems stand seit jeher und steht auch heute noch die Frage nach der Ursache und nach der Entstehung der Tumoren. Wenngleich diese Frage derzeit noch keine vollkommen befriedigende Lösung gefunden hat, so ist es anderseits doch unzweifelhaft, daß unsere Erkenntnis auch auf diesem Gebiet wesentliche Fortschritte gemacht hat. Mit Recht konnte Hansemann bereits vor mehreren Jahren sagen: „Man hat sich so sehr daran gewöhnt, immer zu wiederholen, ‚über die Entstehung der Geschwülste und speziell der Karzinome wissen wir nichts,‘ daß dieser Nihilismus fast zum Dogma geworden ist und es an der Mehrzahl der Ärzte spurlos vorübergegangen ist, daß wir doch allmählich ziemlich viel über die Entstehung der Geschwülste wissen."

Auf die große Zahl von Theorien und Hypothesen, die im Laufe der Zeit über Ursache und Entstehung der Geschwülste aufgestellt wurden, kann hier unmöglich genauer eingegangen werden. Die Mehrzahl dieser Arbeiten beschäftigt sich mit den malignen Geschwülsten, es muß aber vorweg im Einklang mit Borst und vielen anderen Autoren betont werden, daß eine Theorie, die nur die Entstehung bösartiger Tumoren und speziell der Karzinome zu erklären vermag, unzulänglich ist, da, wie sich auch aus vorstehenden Ausführungen ergibt und später noch gezeigt werden soll, eine prinzipielle Trennung zwischen gutartigen und bösartigen Geschwülsten nicht besteht. Eine befriedigende Geschwulsttheorie muß sich vielmehr auf das Gesamtgebiet der Tumoren erstrecken und aufklären, warum eine unabhängig vom Organismus wachsende Bildung entsteht, die eine normalen Organbildungen nicht zukommende Selbständigkeit aufweist. Damit soll natürlich nicht gesagt sein, daß es nur e i n e gemeinsame Ursache für alle Geschwülste geben kann, im Gegenteil, es ist unmöglich, alle Geschwülste ätiologisch einheitlich zu erklären oder die Entstehung einer einzelnen Geschwulst nur von einer einzigen Ursache abzuleiten (Hansemann). Wohl mit Recht sagt Ziegler: „Kurz und bündig die Ätiologie aller Geschwülste anzugeben, ist nicht möglich und wird nie möglich sein, da allen den Gewebsneubildungen, welche wir Geschwülste nennen, eine einheitliche Genese und Ätiologie nicht zukommt. Wir können nur die Bedingungen angeben, die für die Genese einer Geschwulst nötig sind." Bei Erörterung dieser Frage kann ferner nicht nachdrücklich genug betont werden, daß hier wie in der gesamten pathologischen Entwicklungslehre im Sinne A. Fischels zwischen der formalen und der kausalen Genese unterschieden werden muß, d. h. eine befriedigende Geschwulsttheorie muß aufklären, wie und warum sich eine Geschwulst entwickelt.

Unter den vielen Geschwulsttheorien standen und stehen teilweise noch heute namentlich drei Lehren im Vordergrunde, die Reiz- oder Irritationstheorie, die Cohnheimsche und die parasitäre Theorie.

Die Reiztheorie, als deren Begründer gewöhnlich Virchow genannt wird, geht von der Tatsache aus, daß sich Geschwülste überaus häufig an Stellen entwickeln, an welchen chronische Reize lange Zeit eingewirkt oder chronische Entzündungen sich abgespielt haben. Mag es in letzteren Fällen auch manchmal fraglich sein, ob die Entzündung der Geschwulstentwicklung vorausgegangen oder Folge derselben ist (z. B. Karzinome der Gallenblase und des Nierenbeckens bei Gegenwart von Konkrementen), so ist in anderen Fällen diesbezüglich ein Zweifel ausgeschlossen. Die zahlreichen und oft zitierten einschlägigen Beispiele (vgl. z. B. das Referat von Joannovics) brauchen hier wohl nicht neuerdings in ihrer Gesamtheit aufgezählt zu werden, es sei auf die Schornsteinfeger-, Teer-, Paraffin-, Anilinarbeiterkrebse, auf die Arsen- und Röntgenkrebse, auf die Karzinome in tuberkulösen, syphilitischen oder aus anderen Ursachen (z. B. nach Verbrennungen) entstandenen Narben, auf die Karzinome auf dem Boden eines chronischen Ulcus, auf den Lippenkrebs der Pfeifenraucher, auf die Krebse der Zunge und Wange an Stellen, die kariösen Zähnen korrespondieren, auf die Karzinome in Sequesterhöhlen, auf die Häufigkeit des Krebses der

Mundschleimhaut bei den Betelnuß kauenden Frauen in Indien und viele andere hingewiesen. Auch der sogenannte Schneeberger Lungenkrebs wäre hier anzuführen, der nur bei den Bergleuten, nicht aber bei ihren Angehörigen oder bei der übrigen Bevölkerung vorkommt. In allen zur Sektion gekommenen Fällen fand Schmorl eine mehr oder weniger hochgradige Anthracochalicosis, so daß sich die Annahme eines kausalen Zusammenhanges zwischen dieser Veränderung und dem Lungenkarzinom aufdrängt. Ob hiebei das in den Schneeberger Gruben in größerer Menge vorhandene Arsen eine Rolle spielt, läßt Schmorl unentschieden. Ein besonders überzeugendes Beispiel stellen die sogenannten Kangrikrebse dar, Karzinome der Bauchhaut, die häufig bei den Einwohnern von Kaschmir angetroffen werden. Dieselben pflegen einen kleinen Wärmekorb (Kangri) unter den Kleidern auf dem Bauche zu tragen, wodurch Brandnarben und Verletzungen erzeugt werden (vgl. die Beschreibung bei Bashford). Auf dem Boden derselben entwickelt sich dann häufig ein Karzinom; Neve sah unter 1720 malignen Neubildungen 858 Kangrikrebse. Hier drängt sich ein Zusammenhang zwischen Verletzung und Krebsentwicklung um so mehr auf, als doch Karzinome der Bauchhaut sonst sehr selten zur Beobachtung gelangen. Es sei in diesem Zusammenhang auch an eine Beobachtung von Orth erinnert, in welcher auf multiplen Brandnarben multiple Karzinome entstanden. Einen weiteren Beleg für die Reiztheorie bildet the cancer of the horn core, ein Krebs, der bei indischen Rindern an der Wurzel des rechten Hornes entsteht, also an jener Stelle, an welcher das Vieh eingespannt wird, während an der entsprechenden Stelle links niemals ein Karzinom gesehen wird. Ebenso läßt sich der Umstand, daß die Karzinome des Verdauungstraktes fast ausnahmslos an den sogenannten physiologischen Engen (im Ösophagus hinter dem Ringknorpel und entsprechend der Bifurkation der Trachea, im Magen an der Cardia und am Pylorus, an den Flexuren des Dickdarmes) auftreten, mit der Einwirkung chronischer Reize in Zusammenhang bringen.

Aber nicht nur wiederholt oder lange Zeit einwirkende Reize, sondern auch einmal, plötzlich einwirkende Traumen sollen Ursache von Geschwülsten sein können. Namentlich für Sarkome wird diese Möglichkeit meist zugegeben, für Karzinome aber gewöhnlich abgelehnt, wenngleich namhafte Autoren, wie z. B. Orth, auch bei letzterer Geschwulstart eine Entstehung auf Grund eines einmaligen Traumas für möglich halten. Es gibt bereits eine große Zahl klinischer Beobachtungen[1]), die anscheinend eindeutig zugunsten einer traumatischen Entstehung

---

[1]) So berichtet z. B. Bommer über eine Patientin, welche von einem Kalb gegen die linke Brust gestoßen worden war. Vier Wochen später trat in der linken Brust an der Stelle, an welcher der Stoß eingewirkt hatte, ein Knoten auf, der nach weiteren acht Wochen an Größe deutlich zunahm. Ganz analoge Beobachtungen liegen in größerer Zahl vor. Hieher gehören z. B. auch die von Neuburger mitgeteilten Fälle, in welchen in der Umgebung einer Hirnwunde nach einer Kriegsverletzung oder in einer durch Gegenstoß geschädigten Hirnpartie Gliome entstanden waren.

von Geschwülsten, auch Karzinomen, sprechen, wenngleich begreiflicherweise der sichere Nachweis des ätiologischen Zusammenhanges zwischen Trauma und Geschwulst nicht erbracht werden kann. Gerade auf diesem Gebiet liegt eine Verwechslung des Geschehens post hoc und propter hoc besonders nahe; so läßt sich z. B. sehr häufig oder vielleicht meistens nicht ausschließen, daß eine schon vorher bestandene und unbemerkt gebliebene Geschwulst erst nach Einwirkung eines Traumas in Erscheinung getreten ist oder nachgewiesen wurde, vielleicht auch durch das Trauma zu rascherem Wachstum angeregt wurde. In der Unfallbegutachtung wird gewöhnlich Gewicht darauf gelegt, daß die Geschwulst sich tatsächlich an jener Stelle entwickelt, an welcher das Trauma eingewirkt hat, und daß „Brückenerscheinungen" (Thiem), d. h. kontinuierliche Beschwerden zwischen Trauma und Tumorentwicklung bestehen. Aber auch wenn diese Voraussetzungen gegeben sind, ist der ursächliche Zusammenhang zwischen Trauma und Tumor gewiß nicht erwiesen (Hansemann), ganz abgesehen davon, daß man bei der Bewertung der sogenannten Brückensymptome sich aus naheliegenden Gründen großer Vorsicht befleißigen muß. Nicht mit Unrecht sagt Borst: „Je nach der Skrupellosigkeit, mit der Statistiken über die ätiologische Bedeutung von Traumen bei Geschwülsten verfaßt sind, schwankt der Prozentsatz der positiv auf Traumen zurückgeführten Fälle bedeutend" und belegt dies mit Zahlen, die zwischen 2·5% (Kempf) und 44·7% (Löwenthal) schwanken. Tatsächlich ist ja schwer vorstellbar — sogar wenn man formative Wachstumsreize zu Hilfe nimmt — wieso ein einmaliges Trauma an sich blastomatöses Wachstum veranlassen könnte. Ein Verständnis hiefür läßt sich nur in jenen Fällen gewinnen, in welchen sich an das Trauma chronisch-entzündliche Prozesse (Eiterungen, Geschwürs- und Narbenbildung) und zugleich damit langdauernde Regenerationen anschließen (vgl. später). So meint auch Orth: „Das Trauma erzeugt gewissermaßen eine Gewebsnarbe, und an sie schließt sich dann die Krebswucherung an, freilich anscheinend oft viel früher, als das an der Haut zu geschehen pflegt."

So zahlreich die Erfahrungen auch sind, die zugunsten eines Zusammenhanges von Reizwirkung und Tumorentwicklung sprechen, so mußte anderseits geltend gemacht werden, daß derartige Reize doch nur in einer relativ kleinen Zahl von Fällen von Tumorentwicklung gefolgt sind. Dieser Einwand wird z. B. gegen die meist angenommene Entstehungsursache der eben genannten Schornsteinfeger-, Anilinarbeiter-, Betelkauerkrebse (Leitch) und viele andere erhoben. Es darf ferner nicht übersehen werden, daß bei der Mehrzahl von Geschwülsten eine vorausgegangene Einwirkung von mechanischen oder thermischen Schädlichkeiten oder sonstigen „Reizen" nicht erweisbar ist. Schließlich muß betont werden, daß die Einwirkung eines Reizes allein noch nicht die Entstehung atypischer, von dem physiologischen Wachstum abweichender Gewebsproliferationen zu erklären vermag, daß vielmehr erst der Weg, auf welchem dies erfolgt, klargestellt werden müßte.

Die Cohnheimsche Theorie führt die Geschwülste auf Wucherung überschüssiger, während der embryonalen Entwicklung unverbraucht liegengebliebener, aus dem normalen Verband ausgeschalteter oder versprengter Gewebskeime zurück. Infolge ihrer embryonalen Natur hätten diese Keime eine besondere Wucherungsfähigkeit, ihr embryonaler Charakter komme bisweilen auch in den Eigenschaften des Blastoms zum Ausdruck. Tatsächlich kommen überzählige, versprengte oder verlagerte Organkeime nicht selten vor; wachsen dieselben früher oder später weiter, so entstehen, wie ja von vornherein bei embryonalen Geweben zu erwarten, Bildungen, die sich von dem betreffenden normalen Gewebe kaum unterscheiden (z. B. akzessorische Nebenniere, Schilddrüse, Pankreas, Nebenmilz, branchiogene Zysten). Diese Bildungen können wohl geschwulstähnlich sein, sind aber keine wahren Geschwülste, denn es fehlt ihnen das autonome Wachstum, sie sind als Choristome von den Blastomen zu trennen (vgl. S. 6). Es ist sehr wohl vorstellbar, daß embryonal verlagerte, aus dem normalen Verband ausgeschaltete Gewebskeime (nicht Organkeime) eben infolge der Verlagerung, beziehungsweise infolge des Wegfalles der normalen Wachstumshemmnisse und Wachstumsregulierung ungehemmt weiterwachsen und so ausgereifte, typische Geschwülste einheitlicher, dem Mutterboden homologer Zusammensetzung bilden. Es können aber weder der embryonale Charakter noch die Verlagerung von Keimen eine atypische Geschwulstentwicklung erklären, vielmehr sind hiezu weitere Faktoren notwendig. Schwalbe sagt daher mit Recht, daß die Cohnheimsche Hypothese nur die formale Genese erkläre[1]).

---

[1]) Einen eigenartigen Erklärungsversuch für die formale Genese einer Anzahl von Geschwülsten gibt in neuerer Zeit Mathias. Er vertritt die Anschauung, daß vielfach die Annahme versprengter Gewebskeime nicht zutreffe, daß man vielmehr in manchen Fällen phylogenetische Rückschläge als Grundlage von Geschwülsten annehmen müsse, indem „gelegentlich von einem Organ in seinem phylogenetischen Ausbreitungsgebiet ein Rest atavistisch auftritt, und zwar an Stellen, wo in der normalen fötalen Entwicklung dieses Organ nicht vorhanden ist". Er schlägt für die sporadisch atavistisch auftretenden Gewebsreste im alten Ausbreitungsgebiet des Organes die Bezeichnung Progonome, für die sich hieraus ableitenden Geschwülste den Namen Progonoblastome vor und rechnet hieher die Chordome, Hypophysengangtumoren, die Speicheldrüsentumoren, die Cylindrome der Orbita, Neubildungen, die vom Ductus omphalomesentericus, Urachus usw. ausgehen. (Vgl. hiezu auch Rohkamm.) Der Begriff des Choristoms deckt sich nach Mathias teilweise mit jenem des Progonoms. Das Choristom stellt einen aus dem Zusammenhang gerissenen, organoiden Gewebskomplex dar, welcher in blastomatöse Wucherung geraten kann (Choristoblastom). Das Progonoblastom ist ein organoider, in geschwulstmäßiges Wachstum geratener Gewebsteil, der aber nicht durch fötale Abreißung und Versprengung, sondern gesetzmäßig durch Rückschlag im phylogenetischen Ausbreitungsbezirk eines Organes an einer bestimmten Körperstelle auftreten kann. Das Choristoblastom ist also bedingt durch Abschnürung im fötalen Leben und durch mangelnde Rückbildung des Restes, während das Progonoblastom autochthon durch phylogenetischen Rückschlag entsteht.

Die gegen die Cohnheimsche Theorie vorgebrachten Einwände gelten in verstärktem Maße gegen die Ribbertsche Lehre, die im wesentlichen eine Erweiterung der Cohnheimschen Theorie darstellt. Auch Ribbert setzt eine Verlagerung von Zellen als Grundlage der Geschwulstbildung voraus, legt aber das Hauptgewicht nicht auf den embryonalen Charakter der Zellen, sondern auf ihre Loslösung aus dem organischen Zusammenhang, die natürlich auch im postembryonalen Leben, auch beim Erwachsenen, auftreten kann. Er stellt sich vor, daß „Zellen und Zellgruppen, die aus dem organischen Zusammenhang getrennt und ohne Unterbrechung ihrer Ernährung in günstige Verhältnisse versetzt wurden, die in ihnen schlummernde Vermehrungsfähigkeit zur Geltung bringen und durch fortgesetztes Wachstum eine Geschwulst erzeugen können". Die Einwände gegen diese Auffassung sind naheliegend. Wir wissen doch, daß unzählige Male während des Lebens Epithelzellen aus ihrem Zusammenhang gelöst und in das Bindegewebe verlagert werden, ohne daß es zu einer Geschwulstentwicklung kommt. So werden durch leichtere und schwerere Traumen aller Art Epithelzellen verlagert und gehen in der überwiegenden Mehrzahl der Fälle zugrunde. Bleiben sie aber gelegentlich lebensfähig und geraten sie in Proliferation, so entstehen Bildungen, die mit wahren Geschwülsten nichts zu tun haben, man denke z. B. an die kleinen, von Epidermiszellen ausgekleideten Zystchen (Cyste epidermique), wie sie nach Stichverletzungen an der Hand entstehen können (vgl. später). Wir wissen ferner, daß sehr häufig auf dem Boden chronischer Entzündungen ausgedehnte Epithelwucherungen und Epithelverlagerungen zustandekommen, ohne daß sich eine Geschwulstentwicklung anschließen würde. „Es muß noch etwas hinzukommen, das die Geschwulstbildung, d. h. die atypische Gewebswucherung veranlaßt" (Ziegler).

Die parasitäre Theorie, die sich vorzugsweise auf gewisse klinische Beobachtungen und Ergebnisse der Statistik stützt, nimmt eine infektiöse Ätiologie der Geschwülste, vor allem der Karzinome an. Unendliche Mühe wurde auf die Suche nach Geschwulsterregern verwendet, das Pflanzen- und Tierreich wurde durchforscht, die verschiedensten Untersuchungsmethoden wurden herangezogen — alles vergebens. Keiner der zahllosen Geschwulsterreger, die im Laufe der Zeit entdeckt wurden, konnte einer nur einigermaßen objektiven kritischen Prüfung standhalten. Teils handelte es sich um zufällige Verunreinigungen, beziehungsweise um Keime, die auf der Oberfläche von Geschwülsten gelegentlich vorkommen, wie bei den Bakterienbefunden von Scheuerlen, Nepveau, Doyen und anderen, oder bei den Blastomyzeten von Roncali, Maffucci und Sirleo, Aievoli, Binaghi, Corselli und Frisco, Sanfelice, Leopold usw., teils um irrige Deutung der bekannten „Einschlüsse" in Geschwulstzellen wie bei den verschiedenen Protozoenbefunden (Gregarinen, Coccidien usw.) von Albarran, Sjöbring, Soudakewitsch, Sawtschenko, Korotneff, Leyden, Gaylord, Feinberg, Robertson und Young, Jaboulay und vielen anderen, teils um unrichtige Beurteilung verschiedenartiger, auch körperfremder Gebilde, z. B. von Korkzellen (Schüller). Es erübrigt sich heute, auf diese längst überholten Befunde genauer einzugehen, es sei nur abschließend das Urteil Marchands wiedergegeben: ,,Die große Mehrzahl der seit Jahren teils durch Züchtungsversuche, teils durch histologische Methoden, richtiger unmethodische histologische Untersuchungen erhaltenen und als Parasiten gedeuteten Gebilde trägt so deutlich den Stempel des groben Irrtums, daß einsichtige Forscher auf eine Prüfung der angeblichen Bedeutung solcher zum Teil wohlbekannter Degenerationsprodukte, Verunreinigungen usw. von vorneherein verzichteten."

Neuerdings berichten Blumenthal, Auler und Meyer, daß sie aus einem Mammakarzinom sowie aus verschiedenen anderen Karzinomen des Menschen das Bacterium tumefaciens oder einen diesem nahestehenden Parasiten züchteten, der bei Sonnenblumen typischen Pflanzenkrebs erzeugt. Sie fanden diesen Parasiten nur in weichen oder ulzerierten, nie in harten, geschlossenen Geschwülsten. Im ganzen gelang die Kultur unter 30 Fällen zwölfmal. Mit Kulturen dieses Keimes erzielten sie, namentlich nach Zusatz von Kieselgur, bei Mäusen und Ratten Tumoren, die sich weiter übertragen ließen. In den bei den Tieren erzeugten Tumoren ist es, wenigstens von der zweiten Generation an, nicht gelungen, die Bakterien wiederzufinden. Bei einer Maus wurde durch Verimpfung einer Reinkultur des Bacterium tumefaciens (ohne Zusatz von Kieselgur) ein verhornendes Plattenepithelkarzinom in der Bauchhöhle erzielt. Reichert gibt an, mit dem Blumenthalschen Bacillus bei Ratten transplantable, maligne Tumoren erzeugt zu haben, doch liegen über ihren histologischen Bau keine näheren Angaben vor.

Auch andere Krebserreger wurden in jüngster Zeit entdeckt. So isolierte Nuzum in 38 von 41 Fällen menschlichen Brustdrüsenkarzinoms durch teilweise anaerobe Kultur in Zuckerbouillon einen Coccus, den er zu den Streptokokken zählt. Mit Reinkulturen desselben will er bei einem von fünf Hunden ein metastasierendes Mammakarzinom und sogar bei einem Menschen ein Kankroid erzeugt haben. Der fragliche Coccus ist identisch mit einem Keim, den der Autor bei früheren Untersuchungen aus einem transplantablen Mäusekarzinom gezüchtet hatte.

Glover, Scott, Loudon und McCormack haben aus menschlichen Karzinomen und Sarkomen und aus verschiedenen Tiertumoren als Erreger einen sehr polymorphen, grampositiven Keim isoliert, der sogar in einem Stadium seiner Entwicklung invisibel und filtrierbar sein soll. — Über die Bedeutung aller dieser Befunde werden wohl weitere Untersuchungen Klarheit bringen.

Schließlich muß noch der eben erst mitgeteilten, eigenartigen Befunde von Gye gedacht werden, die in weiten Kreisen großes Aufsehen erregten. Seine Untersuchungen nehmen von dem später noch zu besprechenden Rousschen Hühnersarkom ihren Ausgang. Er kultivierte Stücke dieses Tumors in einer Hartley-Bouillon mit Zusatz von $0 \cdot 2\%$ KCl und 20% frischen Kaninchenserums, allenfalls auch 0·5 bis 1·0% Zucker und gewann hiebei den Eindruck, „that an agent diffuses from the tumour tissue“. Die Menge dieses Agens ist um so größer, je größer das eingebrachte Tumorstück ist. Bei Gegenwart von Kaninchenserum und Kultur unter anaeroben Bedingungen verschwindet dieses Agens nur langsam; es ist durch Chloroform zerstörbar. Dieses Agens, das auf Grund weiterer Untersuchungen als Virus angesprochen wird, läßt sich fortzüchten, wozu die gleiche Bouillon mit einem Zusatz eines Stückchen von einem 12 bis 16 Tage alten Hühnerembryo verwendet wird; die Kultur wird unter anaeroben Bedingungen bei 35 bis 36 Grad durch vier Tage gehalten. Derartige Subkulturen sind für sich allein im Tierversuch unwirksam, d. h. rufen kein Hühnersarkom hervor, wohl aber dann, wenn sie mit einem besonders bereiteten Hühnersarkomextrakt versetzt werden. Letzterer wird durch exaktes Verreiben des Tumors mit Sand in Ringerlösung und sorgfältige, genau vorgeschriebene Behandlung des Filtrates mit Chloroform gewonnen. Da durch Chloroformbehandlung das auch im Extrakt ursprünglich enthaltene Agens zerstört wird, ist der Extrakt für sich allein unwirksam und erzeugt nur zusammen mit der virushaltigen Kultur beim Huhn das typische Sarkom. Gye nimmt daher an, daß zur Entstehung des Tumors zwei Faktoren zusammenwirken müssen, das in der Kultur gewachsene Virus und eine labile chemische Substanz („specific factor“), die in dem mit Chloroform behandelten Filtrat enthalten ist. Seinem Mitarbeiter Barnard ist es gelungen, durch Photographie im ultravioletten Licht in den virushaltigen Kulturen kleine Körperchen zur Darstellung zu bringen, die beide Autoren für das Virus halten.

Außer aus dem Rousschen Hühnersarkom erhielt Gye mittelst des gleichen Kulturverfahrens auch aus transplantablen Mäuse- und Rattentumoren und aus einem Fall von drei untersuchten Tumoren des Menschen, und zwar aus einem Adenokarzinom der Mamma Kulturen. Durch Verimpfung dieser aus dem menschlichen Mammakarzinom gewonnenen Kultur zusammen mit dem spezifischen Faktor des Hühnersarkoms (i. e. mit dem angegebenen, mit Chloroform behandelten Filtrat des Hühnertumors) in den M. pectoralis eines Huhnes erzielte er im gewöhnlichen Zeitraum wieder ein Hühnersarkom, das von dem typischen Rousschen Hühnersarkom nicht zu unterscheiden war und nach entsprechender Krankheitsdauer zum Tode des Versuchstieres führte.

Gye kommt auf Grund dieser Untersuchungen zu dem Schluß, daß der Krebs (im weitesten Sinn) eine spezifische Erkrankung ist, hervorgerufen durch ein Virus oder eine Gruppe von Virus; doch ist dieses allein unwirksam und bedarf eines zweiten spezifischen Faktors, der aus Tumorextrakten gewonnen wird („a second specific factor obtained from tumour extracts ruptures the cell defences and enables the virus to infect“[1]).

---

[1] Diese Auffassung erinnert in mancher Beziehung an die früher angeführte Meinung Rhoda Erdmanns, der zufolge die Krebszelle bei künstlicher Kultur das krebserregende Agens verliere.

Mit einem Urteil über diese eigenartigen Befunde Gyes muß natürlich noch zurückgehalten werden, solange keinerlei Nachuntersuchungen vorliegen. Immerhin darf aber jetzt schon betont werden, daß, wie später noch auszuführen sein wird, dem Rousschen Hühnersarkom eine Sonderstellung zukommt, und daß aus Erfahrungen, die an dieser Geschwulst gewonnen werden, keine allgemeinen Schlüsse auf die Ätiologie der Tumoren oder speziell der Karzinome gezogen werden dürfen. Auch gegen den einzigen positiven Versuch Gyes, der sich auf eine Geschwulst vom Menschen bezieht, können schwere Bedenken nicht unterdrückt werden. Hier wurde durch gleichzeitige Injektion einer aus einem Mammakarzinom gewonnenen Kultur und eines Extraktes aus dem Hühnersarkom bei einem Huhn ein Hühnersarkom erzeugt. Wenn man erwägt, wie überaus, ja unglaublich leicht auf die allerverschiedenste Weise das Roussche Hühnersarkom übertragbar ist, kommt diesem Versuch wenig Beweiskraft für eine infektiöse Ätiologie des menschlichen Karzinoms zu; zum mindesten müßte gezeigt werden, daß andere Zusätze zum inaktiven Extrakt aus dem Hühnersarkom (dem „spezifischen Faktor") nicht dieselbe Wirkung ausüben wie die aus dem Mammakarzinom gewonnene Kultur. Jedenfalls kann — wenigstens derzeit — auch in diesen Versuchen kein Beweis für eine parasitäre oder infektiöse Grundlage der malignen Geschwülste erblickt werden (vgl. hiezu auch die Ausführungen von Blumenthal, Leitch bzw. Brandenburg, Teutschländer)[1].

Vor allem ist für die vorliegende Frage die Tatsache von Wichtigkeit, daß alle Erwägungen und Beobachtungen, die gewöhnlich zugunsten einer parasitären Ätiologie der Tumoren geltend gemacht wurden, sich als durchaus unstichhältig erweisen. Daß die Ausbreitung maligner Tumoren einerseits, infektiöser Prozesse anderseits (das Fortschreiten von dem primären Herd auf die regionären Lymphknoten und die Ausbildung von Metastasen) nicht in Parallele gesetzt werden dürfen, versteht sich von selbst. Bei den Infektionskrankheiten wird, wie schon einleitend hervorgehoben, der Erreger verschleppt und bildet an jeder neuen Lokalisation aus den dort vorhandenen Körperzellen einen neuen Krankheitsherd, bei den Geschwülsten werden Geschwulstzellen verschleppt, die stets aus sich heraus die neue Geschwulst, die Metastase, bilden, während sich die Zellen des befallenen Organes vollkommen passiv verhalten. Wenn ferner die durch Parasiten erzeugten Gallenbildungen der Pflanzen (Kartoffel-, Kohlkrebs usw.) auf Grund gewisser äußerlicher Ähnlichkeiten mit den echten Geschwülsten des Menschen und der Tiere in Analogie gesetzt wurden, so muß betont werden, daß sich erstere auch nicht entfernt wie Blastome verhalten. Dasselbe gilt bezüglich der durch Coccidien hervorgerufenen Affektion der Kaninchenleber, bei welcher es sich gleichfalls nicht um eine Geschwulstbildung, sondern um eine chronisch entzündliche Gewebsproliferation handelt. Vor allem

---

[1] Über die Beziehungen von Nematoden, Cestoden, Milben usw. zu echten Geschwülsten vgl. später.

aber lassen alle Beobachtungen am Menschen, die scheinbar für eine infektiöse Natur der Tumoren sprechen, bei kritischer Prüfung eine andere Deutung zu. Von den Kontakt- oder Abklatschkarzinomen an gegenüberliegenden Schleimhaut- oder Hautstellen war schon die Rede; hier handelt es sich um Implantation von Krebszellen, nicht von Erregern. Die wenigen Fälle von sogenanntem Cancer à deux — im Sinne einer parasitären Theorie kämen hier nur histologisch gleichartige Tumoren in Betracht — können unmöglich als Beweis einer Infektiosität des Karzinoms angesehen werden, da bei der großen Häufigkeit des Karzinoms gewiß auch gelegentlich Ehegatten an der gleichen Geschwulstart erkranken können, anderseits aber direkte Übertragung von Karzinomen nach Art anderer Infektionen, z. B. bei Ärzten, namentlich bei Chirurgen, noch niemals beobachtet wurde.

Auch in der Vererbbarkeit von Tumoren, über welche die Ansichten noch vielfach auseinandergehen, wollten einzelne Autoren eine Stütze für die parasitäre Theorie erblicken. Gewiß ist das gehäufte Auftreten von Geschwülsten in manchen Familien, oft nur in der männlichen oder in der weiblichen Deszendenz, höchst auffallend. Nicht nur bei manchen Chondromen, Fibromen, Naevis, Gliomen der Retina (Lit. vgl. bei Wells) usw., sondern auch bei Karzinomen und Sarkomen liegen einschlägige Erfahrungen in größerer Zahl vor. Bei der Deutung und Verwertung derartiger Befunde ist natürlich große Vorsicht am Platze, da ja Geschwülste ein sehr häufiges Vorkommnis sind und es daher nicht Wunder nehmen kann, wenn sich auch innerhalb einer Familie mehrere Fälle ereignen. Man wird ferner H. G. Wells beipflichten müssen, wenn er sagt: „Statistical evidence may be dismissed with the statement that, in the question of human cancer heredity, all existing statistical evidence is valueless for any exact information on the subject, and it must remain so until such time as we have necropsy records on all persons dying in several generations."

Anderseits liegen aber genügend Beobachtungen bei Menschen und Tieren vor, die die Annahme einer Erblichkeit von Geschwülsten im höchsten Grade wahrscheinlich machen, es sei diesbezüglich auf die umfassenden und überzeugenden Untersuchungen von Maud Slye und ihren Mitarbeitern verwiesen. Es wird aber offenbar nicht die Geschwulst, sondern die Disposition vererbt. Dafür spricht ja auch, daß in sogenannten „Tumorfamilien" meist Geschwülste verschiedener Art oder in verschiedenen Organen auftreten. Insoweit die Disposition auf dem Vorhandensein verlagerter embryonaler Gewebskeime beruht, würde die Vererbung der Geschwulstdisposition mit der Vererbung von Fehl- oder Mißbildungen auf gleiche Stufe zu setzen sein.

Jedenfalls ist die Vererbungsmöglichkeit einer Geschwulstdisposition nach den vorliegenden, vielfältigen Erfahrungen mehr als wahrscheinlich. Daß aber Erblichkeit von Tumoren im Lichte des heutigen Standes der Vererbungslehre nicht im Sinne einer infektiösen Ätiologie verwertet werden kann, bedarf keiner Erörterung.

Endlich wurde eine Stütze dieser Auffassung in gewissen, aus stati-

schen Erhebungen gezogenen Schlußfolgerungen erblickt, auf Grund
welcher ein endemisches Auftreten von Tumoren, speziell von Karzinomen (Krebshäuser, Krebsdörfer), angenommen wurde. Da aber alle
diese Statistiken, wie später noch näher ausgeführt werden soll, mit
enormen Fehlerquellen arbeiten und daher, um die eben zitierten Worte
von Wells zu gebrauchen, (zum mindesten in vieler Hinsicht) wertlos
sind, geht es gewiß nicht an, aus ihnen Schlüsse auf endemisches Auftreten von Tumoren zu ziehen und damit die parasitäre Theorie der
Karzinome stützen zu wollen.

Mangelt es also auf der einen Seite an tatsächlichen Beweisen für
eine infektiöse Ätiologie der Geschwülste, so sprechen anderseits theo-
retische Erwägungen gegen diese Annahme. Der Umstand, daß Tumoren
stets aus sich herauswachsen, daß Metastasen nur aus den verschleppten
Tumorzellen und nicht aus den Zellen des befallenen Organes sich entwickeln, würde erfordern, daß es für jede Zellart spezifische Parasiten
gäbe, die nur diese anzugreifen vermögen. Sie müßten, wie eben die
Metastasen beweisen, in Symbiose mit den betreffenden Zellen leben.
Aber selbst bei dieser Annahme blieben noch die Mischgeschwülste un-
erklärt, die aus verschiedenen Gewebsarten zusammengesetzt sind.
Die Entstehung von Tumoren aus versprengten Keimen würde, worauf
Marchand besonders hingewiesen hat, zur Voraussetzung haben, daß
die supponierten Geschwulsterreger, im Körper kreisend, gerade in diesen
verlagerten Keimen sich ansiedeln. Diese und andere Erwägungen (vgl.
z. B. das Vorkommen angeborener Geschwülste) sprechen entschieden
gegen die Annahme einer parasitären Ätiologie in dem Sinne, daß belebte
Erreger die direkte, spezifische Ursache von Blastomen sind. Nur insoferne könnte ein Zusammenhang zwischen Mikroorganismen und
Blastomen angenommen werden, als erstere die Ursache chronisch
entzündlicher Prozesse sind und auf dem Boden solcher, wie früher
besprochen, sich Tumoren entwickeln können.

Sowohl die Reiztheorie als die Hypothese von Cohnheim und
Ribbert bedürfen, wie früher hervorgehoben, einer Ergänzung in der
Richtung, warum unter den gegebenen Umständen im einzelnen Fall
ein vom physiologischen Typus abweichendes, blastomatöses Wachstum erfolgt.

Diese Überlegungen führen daher die Mehrzahl der Untersucher
zu dem Schlusse, die Voraussetzung für die Geschwulstentwicklung in
einer wesentlichen Veränderung der Zellen, in einer „Änderung des
biologischen Zellcharakters“ zu erblicken. Über die Art und die
Entstehungsweise dieser Zelländerung wurden verschiedene Vorstellungen
entwickelt. Die Anschauung Hansemanns über die Bedeutung asym-
metrischer Mitosen für die Entstehung der Anaplasie wurde bereits
erwähnt, hier sei noch an die Befunde Hertwigs erinnert, denen zufolge
bei Aktinosphärium Eichorni infolge Überernährung und zu starker
ungeschlechtlicher Vermehrung Kernhypertrophie und Riesenkerne auftreten, die zu einer atypischen Vermehrung durch Zerfall und zum Untergang der Zelle führen. Hertwig setzt diesen Vorgang in eine gewisse

Analogie zu den Vorgängen bei Entwicklung atypischer, epithelialer
Tumoren. Daß die asymmetrischen Mitosen nicht Ursache, sondern Folge
des malignen Geschwulstwachstums sind, wurde bereits früher ausgeführt.
Borst nimmt an, daß nur Zellen, die von Haus aus qualitativ abnorm
sind, ein geschwulstmäßiges Wachstum aufweisen können. „Eine primäre,
auf krankhaften inneren Verhältnissen der Zellen beruhende Disposition
fordere ich für alle Geschwülste, eine Disposition, die lokal auf eine Körperstelle beschränkt, die in einem ganzen Organ oder Organsystem, vielleicht
auch multipel über den ganzen Körper zerstreut gegenwärtig sein kann,
eine Disposition, die als eigentliche Grundlage der Geschwülste gelten
muß und die durch alle möglichen Gelegenheitsursachen geweckt und zur
Manifestation gebracht werden kann." Es ist also nach Borst die Grundlage zu allen Geschwülsten angeboren, manchmal ererbt, wenn nämlich die
atypische Qualität der Zellen auf einer Variation des Keimplasma beruht,
häufiger jedoch während der ersten Entwicklung erworben. Selbstredend
braucht diese Geschwulstdisposition morphologisch nicht faßbar zu sein.

Eine gewisse Disposition, „eine den Zellen eigentümliche
Beschaffenheit oder Anlage" (Marchand) wird von den meisten Autoren
angenommen, und auch Hansemann meint, „daß man bei allen diesen
Betrachtungen, wie bei den ätiologischen Krankheitsstudien überhaupt,
nicht um den Begriff der Disposition herum kommt, und es will mich auch
hier wie bei den Infektionskrankheiten bedünken, daß der Umstand,
der die Disposition schafft, zu den wichtigsten ätiologischen Momenten
gehört". Aus diesen Worten und aus den Äußerungen mehrerer anderer
Autoren geht aber hervor, daß nicht nur eine ererbte (im engeren
Sinn konstitutionelle) oder angeborene, sondern auch eine im postembryonalen Leben erworbene Disposition zur Geschwulstbildung
vorstellbar ist. So meint Ziegler: „Zur Geschwulstentwicklung
führen ererbte und erworbene Zustände bestimmter Zellen und Zellgruppen, die sich in einer Tendenz zu gesteigerter formativer Tätigkeit
mit Bildung atypischen Gewebes äußern. In manchen Fällen wird diese
Wucherung vorbereitet, begünstigt und ausgelöst durch Verlagerung
von Zellen und Zellgruppen, oft aber auch durch Veränderungen in
der Nachbarschaft der betreffenden Zellen."

Lubarsch sieht die Ursache des Karzinoms in einer durch verschiedenartige chronische Reize hervorgerufenen Verstärkung der Wucherungsfähigkeit der Epithelzellen und Abnahme der Gewebswiderstände,
wobei noch andere Momente, vererbte und Altersdispositionen, verschiedene Dispositionen der Organe und Gewebe in Betracht kommen.
In ähnlicher Weise erklärt Israel die Entstehung des Karzinoms dadurch, daß durch verschiedene, auf die Epithelzellen einwirkende Schädlichkeiten, falls sie oft und lange genug einwirken, eine Steigerung ihrer
Fortpflanzungs- und Vermehrungsfähigkeit hervorgerufen wird, wobei
andere Funktionen und morphologische Eigenschaften dieser Zellen
sich ändern oder verloren gehen.

Nach Dungern und Werner kann die Auslösung der Zellwucherung durch äußere Reize „nur durch den Ausfall wachstumshemmender

Teile der Zellen verständlich gemacht werden". Diesen wachstumshemmenden Teilen der Zellen muß eine besondere Empfindlichkeit gegenüber äußeren Reizen zugeschrieben werden, da sie schon durch solche Reize geschädigt werden, welche die übrige Zelle nicht schädigen. Für die Entstehung maligner Tumoren ist also in erster Linie notwendig, daß „die Fähigkeit, die Wachstumshemmungen, welche in den Zellen selbst gelegen sind, zu restituieren, herabgesetzt oder aufgehoben ist"; dazu kommt noch die Schädigung der Restitutionsfähigkeit bestimmter Zellteile. Vielleicht ist in diesem Zusammenhang ein Hinweis auf einen neuerdings von Maximow erhobenen Befund von Interesse. Bei Explantation von Brustdrüsengewebe des Kaninchen in Blutplasma und Knochenmarksextrakt sah er Gewebsveränderungen, welche das typische Bild eines Karzinoms darbieten können.

Marchand erklärt die Malignität epithelialer Neubildungen durch die Annahme von toxischen, durch den Lebensprozeß der Zellen entstandenen Substanzen, „deren Bildung und Anhäufung auf eine Entartung der Zellen, d. h. auf eine Abweichung von ihren normalen Stoffwechselvorgängen und damit zugleich auch von ihrer normalen Zellstruktur unter dem Wegfall normaler Regulierung der Zelltätigkeit zurückzuführen ist."

Unter den zahlreichen einschlägigen Hypothesen, die sich mehr minder in gleicher Richtung bewegen (vgl. über Krebstheorien auch das Sammelreferat von Herxheimer), sei noch eine in neuerer Zeit geäußerte Ansicht Orthners erwähnt, welcher die Entwicklung von Geschwülsten aus verlagerten Zellen zu erklären versucht. Er meint, daß verlagerte Zellen ungünstige Bedingungen für Nahrungsaufnahme und für Abgabe ihrer Stoffwechselprodukte vorfinden. Sie verbrauchen daher langsamer als die umgebenden Zellen ihre Spannkräfte, speichern sie auf, bis schließlich dieser Überschuß an Spannkräften einen solchen Grad erreicht, daß die Zellen aus dem Blut und aus den umgebenden Zellen die assimilierbaren Stoffe an sich reißen, dieselben aber nicht zur spezifischen Funktion, sondern zu einer gesteigerten Proliferation verwenden. Neuerdings formuliert Orthner seine Auffassung in folgender Weise: „Die Proliferationsfähigkeit der Zelle steht im geraden Verhältnis zu dem jeweiligen Gehalt an potentieller Energie, welche der Zelle für den Stoffwechsel zur Verfügung steht." Zur tatsächlichen Proliferation kommt es bei überschüssiger potentieller Energie oder wenn ohne vorhandenen Energieüberschuß ein geeigneter formativer Reiz die Zelle veranlaßt, einen größeren Teil ihrer potentiellen Energie als sonst für die Zellvermehrung einzusetzen. Ob auf diese Weise auch die Zellatypien und das atypische Wachstum erklärt werden können, bleibe dahingestellt.

Das Wesen der bei der malignen Geschwulstbildung vorliegenden Zelländerung sucht Boveri durch eine Hypothese verständlich zu machen, die vielfache Berührungspunkte mit der Hansemannschen Lehre von der Anaplasie aufweist. Seine Untersuchungen an Seeigeleiern zeigten, daß das Protoplasma an jedem Punkt ein gleiches Substanzgemenge aufweist, so daß jedes nicht zu kleine Stück das Ganze zu regenerieren vermag. Der Kern hingegen ist aus verschiedenwertigen Teilen zusammengesetzt, die sich nicht gegenseitig vertreten können. Diese qualitativ verschiedenen Kernteile liegen in den Chromosomen der Mitosen isoliert vor. Fehlen einzelne Chromosomen, so werden die Zellen in gewissen Eigenschaften defekt oder verfallen dem Tod. Boveri meint nun, daß diese für die Kerne der Seeigeleier erhobenen Tatsachen auch für die Wirbeltiere Geltung haben dürften, und stellt die Hypothese auf, daß die Zelle eines malignen Tumors eine Zelle mit einem bestimmten abnormen Chromosomenbestand ist. Jeder Vorgang, der zu einem abnormen Chromosomenbestand führt, würde auch zur Entstehung einer malignen Geschwulst führen.

Ribbert macht gegen die Boverische Hypothese geltend, daß ein Defekt im Kern die Zelle schädige, weniger lebenskräftig mache, nicht aber eine größere Lebensenergie zur Folge habe. Noch weniger könne hiedurch ein selbständiges, die anderen Gewebe durchsetzendes Wachstum erklärt werden[1]). Es ist überdies wiederholt und neuerdings wieder von B. Fischer betont worden, daß abnorme Mitosen, abnorme Chromatinbildungen und Chromosomenverteilung bei zahlreichen pathologischen Zellvermehrungen vorkommen und keineswegs für Geschwulstzellen charakteristisch sind. Asymmetrische Mitosen oder Chromosomenverlust können, wie Lubarsch hervorhebt, höchstens die Entstehung von Zellen mit veränderter Funktion erklären und auch das nur unter bestimmten Voraussetzungen.

Eine originelle Anschauung über die Entstehung der malignen Geschwülste entwickelte in neuerer Zeit Rotter. Er geht von der Balfour-Nußbaumschen Lehre aus, derzufolge das gefurchte Ei sich in das Zellenmaterial des Individuums und in die Zellen für die Erhaltung der Art teilt: Die beiden Zellgruppen und ihre Abkömmlinge vermehren sich durchaus unabhängig von einander, so daß die Geschlechtszellen an dem Aufbau der Gewebe des Individuums keinen Anteil haben und aus dem Zellmaterial des Individuums keine einzige Samen- oder Geschlechtszelle hervorgeht. Aus dem Verhalten gegen Röntgenstrahlen (elektive Wirkung auf die Geschlechts- und Karzinomzellen) sowie aus der Abderhaldenschen Reaktion (die oft bei Schwangerschaft und Karzinom gegenseitig positiv ist) schließt er auf eine sehr intime Verwandtschaft zwischen Geschlechts- und Karzinomzellen. Er verweist auch auf die Befunde einzelner Autoren über Veränderungen in den Zellen proliferierender maligner Geschwülste, die in auffälliger Weise

---

[1]) Pentimalli anerkennt (in einer aus dem Aschoffschen Institut hervorgegangenen Arbeit), daß die Hypothese Boveris für manche Tatsachen der Geschwulstlehre zutreffe, hält es aber für zweifelhaft, ob eine größere Anzahl von Chromosomen ein Geschwulstwachstum begünstige. Er verweist diesbezüglich auf das Verhalten einer Crustacee aus der Art Artemisia, die in den Kernen der Körperzellen 168 Chromosomen, in den Kernen der reifen Geschlechtszellen 84 Chromosomen hat, während Geschwülste bisher bei dieser Crustacee nicht beobachtet wurden.

mit jenen übereinstimmen, die während der Reifung der Sexualzellen der Fortpflanzungsorgane stattfinden. Das Hauptgewicht legt aber Rotter auf eigene Befunde bei embryologischen Untersuchungen. Er fand in der nächsten Nähe des Enddarmes, der Leber, des Pankreas, der Nebennieren, des Pylorus, des Schlundrohres besondere Zellen, die morphologisch mit den Geschlechtszellen vollkommen übereinstimmen. Es sind außerhalb der Organisation stehende, egoistische, potentiell mit einer Vermehrungsfähigkeit ausgestattete Zellen, Eigenschaften, die keine Somazelle besitzt. Nimmt man diese Zellen als Mutterzellen der Karzinome an, so wäre es überflüssig, eine Änderung des Zellcharakters zu postulieren. Das Karzinom wäre dann das Produkt einer parthenogenetischen Entwicklungserregung extraregionärer Geschlechtszellen. Das Auftreten im höheren Alter wäre durch die Annahme eines Zusammenhanges zwischen extraregionären Geschlechtszellen und einer inneren Sekretion der Geschlechtsdrüsen zu erklären[1]). „Ob ein Individuum an Karzinom erkrankt, hängt vor allem davon ab, ob es in seinem Organismus extraregionäre Geschlechtszellen beherbergt. Die Wanderung und die Verirrung bei der Wanderung der Geschlechtszellen in der embryonalen Entwicklung gibt die Disposition, die formale Genese zu dieser Erkrankung . . . . die Reize, die die extraregionären Geschlechtszellen zu malignen Blastomen anfachen, bilden die Ätiologie, die kausale Genese." Es erscheint uns aber fraglich, ob die Hypothese Rotters die Annahme einer Änderung des Zellcharakters wirklich überflüssig macht. Wir könnten uns im Sinne seiner Auffassung wohl die Entstehung ausgereifter, typischer Blastome vorstellen, die Entstehung atypischer, unausgereifter Tumoren aus normalen, wenn auch verirrten extraregionären Geschlechtszellen ist aber unverständlich. Auch gegen diese Hypothese müssen also teilweise die gleichen Einwendungen erhoben werden, wie gegen andere Geschwulsttheorien, so namentlich gegen jene von Cohnheim.

In jüngster Zeit hat Moszkowicz, ausgehend von Untersuchungen über das Ulcus ventriculi und das Ulkuskarzinom, eine Hypothese über die Krebsentstehung entwickelt. Er glaubte nachweisen zu können, daß das Krebswachstum nicht im Höhepunkte, sondern im tiefsten Punkte der Regeneration einsetzt, in dem Stadium der sinkenden Regenerationskraft („hypoplastische und metaplastische Phase der Regeneration"). Er nimmt nun an, daß in diesem Stadium eine Reorganisation des Kernapparates eintritt, die der Ausgang eines neuen Wachstums wird, vergleichbar der vegetativen Vermehrung niederer Tiere. Man hätte also das Geschwulstwachstum „zurückzuführen auf einen

---

[1]) Analoge Vorstellungen entwickelte Lauterborn, indem er an das Verhalten beim Perrückenbock anknüpfte. Hier kommt es bei Wegfall der Keimdrüsen zu einer hemmungslosen Wucherung der Geweihanlage. Man könnte daher annehmen, daß senile Involution des Sexualapparates zu einer gesteigerten Disposition für Karzinom und Sarkom führt, beziehungsweise daß Ausfall eines wachstumhemmenden Hormons gestörte Regulationsfähigkeit des Zellwachstums zur Folge hat.

durch Wundhormone ausgelösten Reorganisationsprozeß des Kernapparates somatischer Zellen in den Indifferenzzonen der Organe. Dadurch wird ein atypisches, organoides Wachstum von verjüngten Zellen
eingeleitet, welches dem Organismus deshalb schädlich wird, weil es infolge der mangelhaften Abwehr des Organismus schrankenlos wird".
Gegen diese Theorie sind mehrere Einwände zu erheben. Zunächst erscheint uns die Annahme sehr anfechtbar, daß das Krebswachstum am
tiefsten Punkt der Regeneration einsetzt, daß eine Atrophie der Magen-
schleimhaut Ausgang der Krebsentwicklung ist. Auch die Annahme
einer Reorganisation des Kernapparates ist vollkommen hypothetisch.
Aber abgesehen davon, muß auch gegen die Theorie von Moszkowicz der
Einwand erhoben werden,. daß „verjüngten" Zellen, die sich wie embryonale Zellen verhalten sollen, allenfalls die Fähigkeit ungehemmten,
vielleicht sogar schrankenlosen Wachstums zugebilligt werden könnte,
so daß es zur Entstehung ausgereifter Blastome käme. Die Entstehung
unausgereifter, atypischer, maligner Geschwülste ist aber, wie bereits
mehrfach betont, durch Wucherung embryonaler Zellen ohne tiefgreifende
Änderung ihrer biologischen Eigenschaften nicht zu verstehen.

Endlich sei noch erwähnt, daß Warburg auf Grund seiner früher
besprochenen Untersuchungen über den Stoffwechsel der Krebszellen
an die Möglichkeit denkt, „daß unter den vielen wachsenden Zellen des
Organismus einige wenige sind, die bei Abschluß von Sauerstoff auf
Kosten ihrer Spaltungsphase leben können und daß sie es sind, aus denen
die Tumoren entstehen.

Es wäre zwecklos und auch kaum möglich, alle die zahlreichen
Geschwulsttheorien, die im Laufe der Zeit aufgestellt wurden, hier anzuführen, die meisten von ihnen decken sich in der Hauptsache mit einer
der im vorstehenden besprochenen Theorien. Zusammenfassend kann
gesagt werden, daß alle die ausgedehnten und mühsamen morphologischen
Untersuchungen zwar die formale Genese der Blastome ziemlich weitgehend klargestellt haben, die kausale Genese aber nicht befriedigend zu
erklären vermochten. Um so größere Erwartungen wurden daher auf
eine experimentelle Bearbeitung der Frage gesetzt, die insbesondere von
den zahlreichen Krebsforschungsinstituten, zum Teil mit großen Mitteln
und an einem großen Tiermaterial, in Angriff genommen wurde.

Experimentelle Geschwulstforschung

Die einschlägigen Arbeiten können der Übersichtlichkeit wegen
in zwei große Gruppen geteilt werden. Die eine derselben beschäftigt
sich mit Übertragung von Tumoren des Menschen auf Tiere und ganz
besonders mit der Übertragung von Spontantumoren der Tiere auf
Tiere derselben oder einer anderen Art; die zweite Gruppe von Arbeiten
geht darauf aus, durch Eingriffe verschiedener Art künstlich echte
Blastome beim Tier zu erzeugen. Es ist von vornherein klar, daß für das
Problem der Geschwulstätiologie nur die zweite Gruppe von Unter-

suchungen in Betracht kommt, während eine geglückte Übertragung von Blastomen von Tier auf Tier nichts über die Entstehung von Primärtumoren auszusagen vermag, sondern nur eine künstliche Erzeugung von Metastasen (Impf- oder Implantationsmetastasen) in einem anderen Organismus bedeutet. So wertvoll auch diese Untersuchungen für die Klärung mancher Geschwulstfragen, z. B. für die Frage der Immunität geworden sind, so wenig vermögen sie über die Frage der Ätiologie der Geschwülste Aufschluß zu geben. ,,Nicht das Studium der Transplantationskrebse, sondern nur die willkürliche Erzeugung von primären Krebsen kann uns in der Erforschung der kausalen Genese der Krebse weiterbringen, sie ist also das Hauptproblem der zukünftigen wissenschaftlichen Krebsforschung." (Orth.)

Die Versuche, echte Blastome des Menschen auf Tiere zu übertragen (Lit. bei Lewin), hatten die Annahme einer parasitären Ätiologie der Geschwülste, ganz besonders die ätiologische Rolle von Zellparasiten (vgl. früher) zur Grundlage. Kommen solche aber nicht in Betracht, dann erscheinen diese Versuche wenig aussichtsreich, da sie ja zur Voraussetzung haben, daß das verimpfte Tumorgewebe nicht nur lebensfähig einheilt, sondern seine Proliferationsfähigkeit behält und tatsächlich weiterwächst. Denn Geschwülste wachsen nur aus sich heraus und wandeln nicht das am Ort der Einnistung befindliche Gewebe in Tumor um. Eine derartige Einheilung artfremden Gewebes findet aber, wie durch zahlreiche Versuche und bei den Transplantationen der Chirurgen festgestellt wurde, nicht statt. Wenn auch überpflanztes, artfremdes Gewebe unter besonders günstigen Versuchsbedingungen gelegentlich einheilt und anscheinend längere Zeit erhalten bleiben kann, um erst später der Rückbildung anheimzufallen, so wurde doch niemals an derartigen Implantaten lebhaftere Wucherung oder gar autonome Proliferation beobachtet. Wenn Fütterer die Übertragbarkeit der Krebszellen von Mensch auf Tier für erwiesen hält, so findet diese Behauptung in der früheren Literatur gewiß keine genügende Stütze, denn die meisten der einschlägigen Versuche, z. B. jene von Leopold oder Gargano, sind keineswegs verwertbar. In neuerer Zeit versuchte Lewin ein Zervixkarzinom auf Ratten und ein Ovarialkarzinom in die Bauchhöhle von Hunden zu überpflanzen. In beiden Versuchsreihen erhielt er Geschwülste, die sich weiter übertragen ließen, doch schwankte bei den Impfprodukten, wie er selbst angibt, die Diagnose zwischen einem Granulationsgewebe und einer sarkomartigen Bildung. Lewin entschied sich für letztere Diagnose; jedenfalls bedürfen diese Befunde einer Nachprüfung und Bestätigung, ehe weitere Schlußfolgerungen möglich sind.

Sehr auffällig sind die Versuchsergebnisse Keyssers. Er anerkennt mit Recht eine gelungene Übertragung einer Geschwulst vom Menschen auf das Tier nur dann, wenn 1. die übertragene Geschwulst sich am Ort der Einimpfung entwickelt, 2. wenn sie strukturell mit dem verimpften Ausgangstumor im allgemeinen übereinstimmt, und 3. wenn die neugebildete Geschwulst fortdauerndes Wachstum zeigt und sich auf gleichartige Tiere dauernd in Passagen weiterimpfen läßt.

Diesen Forderungen entspricht nach Keysser keine der bis dahin vorgenommenen Geschwulstübertragungen. Er selbst wählte Tumoren aus, die ein besonders schnelles Wachstum zeigten und in besonderer Weise vorbehandelt waren. Er suchte die zu übertragende Geschwulst durch Strahlenbehandlung in einen Zustand höchster Reizwirkung zu versetzen und eine Sensibilierung oder Entspezifizierung des Tumorgewebes durch intravenöse Injektion von körperfremden Tumorautolysaten zu erzielen[1]). Auf diese Weise übertrug er ein Plattenepithelkarzinom, ein sarkomatöses Karzinom, ein Zylinderzellkarzinom und ein gemischtzelliges Sarkom auf weiße Mäuse. Es entstanden nach vielen Monaten Impfgeschwülste, welche nach Aschoff wirkliche Blastome waren. Aschoff gibt unter der Voraussetzung, daß nicht spontane Mäusetumoren vorgelegen haben, die Möglichkeit zu, daß im Anschluß an die Verimpfung menschlicher bösartiger Tumoren die Entwicklung histologisch davon verschiedener, aus den Mäuseorganen hervorgegangener, bösartiger Mäusegeschwülste angeregt worden ist. Keysser meint daher, „es dürfte jetzt nur eine Frage der Zeit und der Technik sein, um gesetzmäßig im großen Maßstab menschliche Geschwülste auf Tiere verimpfen zu können". Ob diese Schlußfolgerung berechtigt ist, wird wohl erst durch weitere Untersuchungen festgestellt werden müssen; man darf nicht übersehen, daß Keyssers Versuchsergebnisse den von ihm selbst aufgestellten Forderungen im zweiten Punkt nicht entsprechen.

E. V. Ullmann konnte Papillome der Kehlkopfschleimhaut eines sechs Jahre alten Knaben auf die Vaginalschleimhaut einer Hündin mit positivem Erfolg überimpfen; an den Impfstellen entstanden verästelte Papillome. Hier handelt es sich aber nicht um Übertragung echter Geschwülste, sondern einer chronisch-entzündlichen Gewebsbildung, analog den spitzen Kondylomen und gewissen Verrukaformen. Tatsächlich zeigten die exakt durchgeführten Versuche Ullmanns, daß die Übertragung auch durch zell- und bakterienfreie Filtrate gelang. Ullmann faßt daher die Larynxpapillome als ein den Hautwarzen nahestehendes, entzündliches Reaktionsprodukt auf ein invisibles, filtrierbares Virus auf.

Während also Übertragung echter Blastome des Menschen auf Tiere bis vor kurzem nicht gelang und auch heute noch nicht als einwandfrei bewiesen angesehen werden kann, nimmt die Übertragung von primären Tumoren der Tiere auf Tiere einen sehr breiten Raum in der experimentellen Geschwulstforschung ein und hat zu einer Fülle interessanter und wichtiger Ergebnisse geführt. Es zeigte sich, daß echte Geschwülste im Tierreich sehr verbreitet sind und sowohl bei Warm- als bei Kaltblütern vorkommen, wobei interessanterweise bei bestimmten Tierarten bestimmte Geschwulstformen überwiegend oder nahezu ausschließlich angetroffen werden (Lit. bei Wasielewski, Teutschländer, Ewald, Beatti und anderen). So sind die bei Mäusen spontan vorkommenden Tumoren fast ausnahmslos Adenokarzinome der

---

[1]) Eine genauere Angabe über die Versuchsanordnung liegt zurzeit nicht vor.

Mamma (nach Apolant nahezu 95% der Mäusegeschwülste), während andere Tumoren wie Chondrome oder Sarkome äußerst selten angetroffen werden. Im Gegensatz hiezu ist der bei Ratten am häufigsten vorkommende Tumor ein Sarkom, bei den Salmoniden ein Karzinom der Thyreoidea usw. Experimentell ist es nun seit Jensens und Hanaus Versuchen überaus häufig gelungen, durch Verimpfung kleiner Stückchen oder eines Tumorbreies spontaner Geschwülste von Mäusen (Karzinome, Chondrome), Ratten (Sarkome), Hunden (Lymphosarkom), Hühnern usw. auf andere Tiere der gleichen Art die betreffende Geschwulst mit Erfolg zu übertragen.

Die Resultate waren je nach der Art des verimpften Tumors (seiner „Virulenz") und nach der Art, beziehungsweise Resistenz des Impftieres verschieden. Nach Ehrlich ist die Virulenz einer Geschwulst von maßgebender Bedeutung für ihre histologische Struktur. Weitere Versuche zeigten, daß die Virulenz eines Tumors gesteigert (z. B. durch wiederholte Tierpassage) oder geschädigt werden kann (z. B. durch Kälteeinwirkung), wobei auch histologische Änderungen erzielt werden. Aber auch die Art der zu den Versuchen verwendeten Tiere kann von größter Bedeutung sein, denn Tumoren, die bei Mäusen bestimmter Provenienz kaum oder gar nicht angehen, können bei Mäusen anderer Herkunft leichter angehen und einen relativ hohen Prozentsatz positiver Resultate ergeben. Übertragung von Tumoren auf Tiere anderer Art, selbst auf sehr nahestehende Spezies gelingt nur ausnahmsweise; manche der einschlägigen Beobachtungen sind gewiß nicht einwandfrei (vgl. z. B. Strauch), wohl ist es aber in jüngster Zeit Nather gelungen, einen Mäusekrebs mit Erfolg auf Kaninchen zu übertragen. Unter den histologischen Änderungen, die Tumoren im Verlaufe fortgesetzter Übertragung auf Tiere erleiden, hat mit Rücksicht auf die Pathologie des Menschen die Entwicklung von Sarkomen in Karzinomen am meisten Interesse. Derartige Beobachtungen wurden zuerst von Ehrlich und Apolant gemacht, später von mehreren Autoren bestätigt (Loeb, Bashford, Haaland, Stahr, Lewin u. a.). Es zeigte sich, daß die Sarkomentwicklung stets in die Zeit beträchtlicher Steigerung der Wachstumsenergie fällt; sie wird durch Reizwirkung der Krebszellen auf das Stroma bei entsprechender Prädisposition des betreffenden Tierorganismus erklärt. Auch Übergang eines Adenokarzinoms in einen Plattenepithelkrebs wurde beobachtet (Lewin).

Besonders eingehend wurden, namentlich von Ehrlich und seinen Schülern, die Immunitätsverhältnisse studiert[1]). Die Erfahrung zeigte, daß die Mehrzahl der Mäuse eine natürliche Immunität gegen die Impfung mit Spontantumoren besitzt, die aber durch Virulenzsteigerung (Auswahl der am schnellsten wachsenden Tumoren, Entfernung aller nekrotischen Partien, Passage) überwunden wird. Umgekehrt kann durch entsprechende Maßnahmen (künstliche Immunisierung, Doppelimpfung)

---

[1]) Ein zusammenfassendes Referat über Immunität gegen transplantable Tumoren siehe bei Uhlenhuth und Seiffert.

die Immunität der Mäuse gegen die Karzinomimpfung erheblich gesteigert werden. Durch eine besondere Versuchsanordnung gelangte Ehrlich zum Nachweis der atreptischen Immunität, die darin besteht, daß bei Tieren mit großen, schnell wachsenden Tumoren eine zweite Impfung entweder überhaupt nicht angeht oder doch eine beträchtliche Verzögerung des Wachstums erkennen läßt. Die Erklärung hiefür fand Ehrlich in der Annahme, daß der erste schnell wachsende Tumor die notwendigen Nährstoffe, „Wuchsstoffe", an sich reißt, so daß nachgeimpfte Zellen schlecht oder gar nicht zur Entwicklung gelangen. So erklärt Ehrlich auch die Erscheinung, daß sehr virulente Mäusetumoren bei Übertragung auf Ratten nur ein geringes Wachstum zeigen, dann bald resorbiert werden, während sie bei Rückimpfung auf Mäuse (Zickzackimpfung) wieder sehr gut wachsen. Die Geschwulst braucht eben gewisse Wuchsstoffe, die sie im Rattenorganismus nicht findet. Sie wächst hier nur solange, als die von der Maus her mitgebrachten Wuchsstoffe noch ausreichen.

Die experimentelle Tumorforschung beschäftigte sich auch mit der Beeinflußbarkeit des Geschwulstwachstums durch Änderung der Ernährung (Joannovics), der umgebenden Temperatur usw.

Goldzieher und Rosenthal knüpften an die Angaben Loebs an, denen zufolge Kalium- und Natriumsalze wachstumsfördernd, Kalzium- und Magnesiumsalze wachstumshemmend wirken. Da in der Literatur auch Angaben vorliegen, daß junge Tumoren reichlich Kaliumsalze, aber fast kein Kalziumsalz enthalten, während sich bei älteren Tumoren eine Abnahme des Kaliumgehaltes und eine bedeutende Zunahme der Kalziumsalze finden (vgl. hiezu S. 2), injizierten sie Tumormäusen 5% Calcium lacticum, beziehungsweise Kalium citricum und fanden, daß Kaliumbehandlung das Geschwulstwachstum fördert, Kalziumbehandlung hingegen das Wachstum hemmt. Aschner prüfte den Einfluß von Nervendurchschneidungen. Durchschneidung des Nervus ischiadicus beschleunigte das Geschwulstwachstum, Durchschneidung der hinteren Rückenmarkswurzeln bewirkte in den ersten acht Tagen Erweichung und Verkleinerung des Tumors, in der zweiten Woche scheint die Größe der Tumoren stationär zu bleiben, um mit Beginn der dritten Woche wieder zuzunehmen.

In neuerer Zeit untersuchte Engel den Einfluß der Abderhaldenschen Optone auf das Wachstum von Mäusetumoren (vgl. daselbst auch Literatur über die Bedeutung der endokrinen Drüsen und der Kastration für das Tumorwachstum). Hypophysenopton soll wachstumfördernd, Schilddrüsen- und namentlich Thymusopton wachstumhemmend sein, während Hoden- und Ovarialopton keine besondere Wirkung auf das Geschwulstwachstum ausübten. Diesen Angaben widersprechen allerdings die in jüngster Zeit mitgeteilten Untersuchungsergebnisse von Vorlaender, denen zufolge Thymussubstanz eine Wachstumsbeschleunigung der Mäusetumoren mit frühzeitiger Ausbildung echter Metastasen, Hypophyse, Thyrioidea, Pankreas und Nebenniere eine deutliche, allerdings nur vorübergehende Wachstumshemmung ergeben. Ovarium, Hode und Milz ließen keine Wachstumsbeeinflussung der Impftumoren erkennen.

Es versteht sich von selbst, daß auch der Einfluß der verschiedensten chemischen Präparate (z. B. Joannovics: Morphium, Kokain, Schleichsche Lösung), Organemulsionen und Extrakte usw., vor allem aber der Röntgen- und Radiumstrahlen auf das Wachstum der transplantierten Tiergeschwülste im Hinblick auf eine Therapie der menschlichen Tumoren erprobt wurde, es ist jedoch hier nicht der Ort, auf die übergroße Zahl einschlägiger Arbeiten genauer einzugehen, die zahlreiche wichtige Tatsachen aufdeckten. Für die Praxis ist von größtem Belange, ob und inwieweit die auf dem angegebenen Weg gewonnenen Erkenntnisse auf die Geschwülste des Menschen Anwendung finden können. Die Beantwortung dieser Frage hängt in erster Linie davon ab, ob man die zu den Versuchen herangezogenen Tiertumoren, vor allem also die Mäusekarzinome, den entsprechenden Geschwülsten des Menschen gleichsetzen kann. Daß es sich bei den in Betracht kommenden Mäusetumoren nach dem makroskopischen und histologischen Befund tatsächlich um Karzinome handelt, wird allseits zugegeben, es darf aber nicht übersehen werden, daß doch sehr wesentliche Unterschiede gegenüber den Karzinomen des Menschen bestehen. So hat Hansemann namentlich auf das zirkumskripte Wachstum und die geringe Metastasenbildung der Mäusetumoren hingewiesen und deshalb ihre Gleichstellung mit dem menschlichen Karzinom abgelehnt. Auch Paltauf hebt diese Unterschiede hervor und bemerkt, daß „diese experimentellen Tumoren in der Art ihres Wachstums immer die Eigenschaften der metastatischen Tumoren der menschlichen Pathologie zeigen", und daß es bei ihnen nur sehr selten zur Bildung regionärer oder allgemeiner Metastasen komme. Er weist allerdings darauf hin, daß im Experiment der Tumor auf ein gesundes Tier übertragen werde, während wir beim Menschen doch eine Disposition annehmen. Auch Apolant, der den Hansemannschen Standpunkt bekämpft, gibt zu, daß zwischen den Tumoren der Mäuse und des Menschen erhebliche biologische Differenzen bestehen (vgl. hiezu auch Teutschländer). Da aber die spontanen Mäusetumoren jedenfalls Karzinome sind, und da viele der beim Studium derselben festgestellten Tatsachen ihre Analogie bei den menschlichen Tumoren finden, ist eine vorsichtige Nutzanwendung der bei der experimentellen Geschwulstforschung gewonnenen Erfahrungen auf die menschliche Pathologie gestattet.

Bei den hier besprochenen Versuchen hat es sich um Transplantation kleiner Tumorstückchen oder eines Tumorbrei, also um Übertragung lebender Tumorzellen, mithin, wie schon ausgeführt, um die Erzeugung von Metastasen in einem anderen Organismus gehandelt. Es liegt aber auch eine kleine Zahl höchst überraschender Beobachtungen vor, in denen es gelungen ist, Tumoren durch Verimpfung anscheinend zellfreien Materials zu übertragen. Die bisher bekannt gewordenen Beobachtungen betreffen durchwegs Hühnersarkome. Peyton Rous und seine Mitarbeiter Murphy und Tytler experimentierten mit einem Spindelzellensarkom, einem Angiosarkom und einem Osteochondrosarkom des Huhnes. Sie verimpften Berkefeldfiltrate oder

über Schwefelsäure getrocknete und pulverisierte Stücke in die Brust-
muskulatur von Hühnern mit positivem Erfolg. Analoge Ergebnisse
erzielten Fujinami und Inamoto, Pentimalli und Teutschländer. Erstere konnten ein Myxosarkom des Huhnes nach starker
mechanischer Zerreibung des Impfmateriales mit oder ohne Sand im
Mörser, nach Einwirkuug einer Temperatur von 40 oder 50 Grad durch
zwei Stunden, nach Aufbewahrung des Impfmateriales bei 2 bis 4 Grad
durch 48 Stunden oder bei —15 bis —20 Grad durch zwei Stunden mit
positivem Erfolg übertragen; auch Verimpfung von zellfreiem Material
fiel manchmal positiv aus. Teutschländer arbeitete mit einer
Geschwulst, die er als bald mehr desmoplastisches, bald myxomatöses,
stellenweise angiomatöses, gemischtzelliges Sarkom bezeichnete, welches
die Eigenschaften der Rousschen Sarkome mit jenen des Tumors von
Fujinami und Inamoto vereinigte. Bei seinen Versuchen wurde
der Tumor zerkleinert, mit Seesand oder Kieselguhr zu Brei zerrieben,
tagelang im Schwefelsäureexsikkator getrocknet und nach vollständiger
Trocknung im Mörser zu einem feinen Pulver zermahlen. Behufs Fil-
tration wurde der Tumorbrei mit physiologischer Kochsalzlösung zu
gleichen Teilen verdünnt, zentrifugiert und durch de Haensche Ultra-
filter verschiedener Porengröße filtriert. Sowohl die Versuche mit Tumorpulver als jene mit Filtraten, die prodigiosusdichte Filter passiert hatten,
fielen, wenn auch nicht regelmäßig, positiv aus.

Diese verblüffenden Versuchsergebnisse, die zu unseren gesamten
sonstigen Erfahrungen auf dem Gebiet der Geschwulstlehre in Widerspruch stehen, verlangen zunächst die Feststellung, ob es sich bei diesen
Hühnertumoren tatsächlich um echte Blastome oder um Granulome
handelt. Rous faßt diese Geschwülste als echte Sarkome auf, Fujinami
und Inamoto bezeichnen ihren Tumor zwar als Myxosarkom, „ohne
ihn natürlich mit dem Myxom oder Myxosarkom des Menschen identi-
fizieren zu wollen, doch wollen wir auf die Bezeichnung an und für sich
keinen sehr großen Wert legen.“ Die durch Verimpfung erzielten Tumoren
erschienen manchmal gutartig oder als Granulationsgewebe. Tilp
neigt für das Roussche Sarkom mehr der Annahme einer Granulations-
geschwulst zu. Bürger gibt an, daß bei seinen Versuchen mit dem
Rousschen Sarkom die Bilder von einem echten Spindelzellensarkom
nicht zu unterscheiden waren, daß aber manche Stellen Granulomen
entsprachen. Pentimalli hält die Tumoren für echte Geschwülste,
die sich aus sich selbst heraus entwickeln und Metastasen erzeugen können.
Teutschländer schließt für die von ihm bearbeitete Geschwulst die
Annahme einer Granulombildung mit aller Bestimmtheit aus. „Der
exquisit proliferative Charakter der Geschwulst, ihre ganz kollosale
Wuchskraft, das Aussichherauswachsen, das Fehlen jeglicher Heilungs-
tendenz bei unbehandelten Knoten, das aggressive Verhalten gegen die
Umgebung, welches sich durch infiltratives und destruierendes Wachstum
verrät, die außergewöhnliche Virulenz bei den Transplantationsversuchen
und die große Neigung zur Metastasenbildung, endlich der meist innerhalb Monatsfrist mit Bildung bis faustgroßer Tumoren einhergehende,

unter kachektischen Erscheinungen zum Tode führende Verlauf gestatten mir, in den uns interessierenden Wucherungen echte maligne Geschwülste oder doch von solchen nicht zu unterscheidende Gewächse zu sehen." In jüngster Zeit meint Teutschländer allerdings, daß diese Tumoren „gewissermaßen als Bindeglied zwischen den Blastomen und Granulomen eine Sonderstellung" einnehmen und daher am besten „vielleicht als Blastosen bzw. Sarkosen von beiden abzutrennen" wären. Aschoff hält diese Geschwülste für echte Blastome.

Die weitere Frage muß nun sein, wie die Übertragung dieser Geschwülste erfolgt. Über die in Betracht kommenden Erklärungsmöglichkeiten vergleiche eine neuere Mitteilung von Teutschländer. Im wesentlichen spitzt sich die Frage darauf zu, ob bei den betreffenden Versuchen nicht doch lebens- und vermehrungsfähige Zellen, denen allerdings eine ganz besondere, kaum glaubliche Widerstandsfähigkeit zugemutet werden müßte, übertragen werden. Ist dies nicht der Fall, dann müßte wohl ein filtrierbares Virus als Erreger dieser Geschwulstart angenommen werden. Teutschländer neigte ursprünglich letzterer Erklärung zu, da er aus naheliegenden Gründen eine Übertragung lebender Zellen durch die Filtrate oder durch Tumorpulver für ausgeschlossen hielt. Gleich der Mehrzahl aller Untersucher vermutete er ein Virus aus der Gruppe der Chlamydozoen als Erreger dieser Tumoren. Neuere, sorgfältige Untersuchungen lassen ihn jedoch an der Richtigkeit dieser Deutung zweifeln. Er weist darauf hin, daß die histologischen Eigenschaften der verschiedenen übertragbaren Hühnertumoren bei Weiterimpfung konstant erhalten bleiben. Man müßte also für die einzelnen Tumorarten verschiedene Erreger annehmen, was mit der Chlamydozoentherorie sehr gut vereinbar wäre. Man müßte dann aber, wie Teutschländer mit Recht hervorhebt, erwarten, daß der supponierte Erreger des Rous-Murphy-Tytlerschen Osteochondrosarkom nur dort derartige Geschwülste hervorruft, wo die Möglichkeit zur Knorpel- und Knochenbildung besteht; tatsächlich entstehen aber Tumoren der gleichen Zusammensetzung auch bei Impfung in den Muskel und in die Haut, während Teutschländer anderseits bei Verimpfung des von seinem Tumor stammenden Materiales in das Periost keine Geschwulst vom Typus des Chondroosteosarkoms erhielt. „Die ubiquitäre Übertragbarkeit des Knorpel-Knochentumors von Tytler ist die Achillesferse der Chlamydozoentheorie" (Teutschländer), es sei denn, man würde annehmen, daß der Erreger dieser Geschwülste „nicht nur durch (relativ) spezifische sarkomerzeugende, blastogene, sondern auch noch durch spezielle metaplasiogene Fähigkeiten ausgezeichnet ist", während andere Erreger diese Eigenschaft nicht hätten. Da diese Annahme äußerst unwahrscheinlich ist, sprechen die vorgebrachten Tatsachen sehr gegen die Chlamydozoentheorie und weit mehr für die Annahme einer Zelltransplantation. Nun konnten Teutschländer und sein Schüler Jung durch mühsame Untersuchungen tatsächlich zeigen, daß selbst in Filtraten, die Filter mit den feinsten Maximalporen passiert hatten, noch Zellen gefunden werden können. Bei der geringen Größe der Zellen des Hühnersarkoms (die kleinsten haben einen Durchmesser von etwa 2 μ und einen Kern mit dem Durchmesser von etwa 1·3 μ) und der schleimigen Beschaffenheit ihres Protoplasmas ist es möglich, daß sie „auch durch sehr engporige, sogar bakteriendichte Filter, wenn auch nicht direkt durchfiltrieren, so doch sich im Gegensatz zu festeren, bestimmt geformten, filtrierbaren Körperchen hindurchschmiegen könnten" (Jung). Ob solche Zellen noch lebens- und proliferationsfähig sind, konnte zwar nicht mit Sicherheit erwiesen werden, ist aber nach dem Ergebnis der Impfversuche zum mindesten nicht unwahrscheinlich. Zugegeben also, daß bei den Übertragungen des Hühnersarkoms mittelst Filtraten lebensfähige Tumorzellen eine entscheidende Rolle spielen, wäre zu erörtern, ob dies auch bei den Übertragungen durch Pulver möglich ist. Tatsächlich fand Aschoff im Pulver des Rousschen Tumors Zellen. Das Erhaltenbleiben der Lebensfähigkeit solcher Zellen bei Sauerstoffmangel und vor allem bei der Wasserentziehung ist zwar unwahrscheinlich, aber nach Teutschländer schließlich doch vorstellbar. Diese Frage wäre mit Sicherheit zu entscheiden, wenn die Explantation (Zellkultur in vitro) aus Pulver und Filtraten und die Übertragung der Tumoren durch solche Explantate gelänge.

Jedenfalls ist es heute wieder sehr fraglich geworden, ob es sich bei dem Rousschen Sarkom, wie es zunächst den Anschein hatte, tatsächlich um Erzeugung eines echten Blastoms durch einen belebten Erreger (sarcome infectieux französischer Autoren) oder nicht vielmehr um Transplantation von Geschwulstzellen handelt, denen allerdings eine ungeahnte Lebens- und Widerstandsfähigkeit gegen schädliche Einwirkungen verschiedener Art zukommen müßte. Teutschländer meint nunmehr, durch die früher besprochenen Untersuchungen von Gye und Barnard sei es so gut wie bewiesen, daß der Roussche Tumor durch Aphanozoen erzeugt werde. Sollte sich schließlich diese Annahme als richtig erweisen — was aber derzeit noch sehr fraglich ist —, so wäre es jedenfalls gefehlt, hieraus weitergehende Schlußfolgerungen über die Ätiologie der Tumoren oder auch nur aller Sarkome zu ziehen, vielmehr müßte diesen Hühnersarkomen eine Sonderstellung unter den Sarkomen, die ja bekanntlich keine einheitliche Geschwulstgruppe darstellen, eingeräumt werden.

Es bleibt also einstweilen noch unentschieden, ob es sich bei der Übertragung des Hühnersarkoms um Transplantation von Tumoren (analog den Mäuse- und Rattengeschwülsten) oder um wirkliche Erzeugung von primären Geschwülsten handelt. Letzteres Ziel wurde auf verschiedenen Wegen angestrebt.

So wurde versucht, künstlich jene Bedingungen zu schaffen, die nach der Cohnheimschen Theorie die Grundlage für die Geschwulstbildung abgeben (Lit. bei Bommer). In dieser Absicht wurden ganze Embryonen oder größere Stücke eines Embryo im ganzen oder als Brei auf junge oder alte Tiere transplantiert. Askanazy hebt hervor, daß diese Versuche sich von den natürlichen Verhältnissen vor allem dadurch unterscheiden, „daß nicht ein einheitlicher, eiwertiger Keim ausgeschaltet und in einen normal wachsenden Organismus eingeschaltet wird, sondern ein bereits mehr oder minder weit differenzierter Embryo". Bei den Breiversuchen wird künstlich jene Durcheinanderwürfelung der Gewebe vorgenommen, welche die Natur bei den Teratomen spontan ausführt. Der Impferfolg war teils positiv, teils negativ, indem in einer Reihe von Versuchen Gebilde entstanden, die dem Teratoma adultum des Menschen sehr ähnlich waren; Askanazy bezeichnete sie als Teratoide. Zweifellos ist für den Ausfall der Versuche eine individuelle Disposition der Versuchstiere maßgebend, und Askanazy konnte zeigen, daß bei weißen Ratten die Erzeugung von Teratoiden durch Einbringung eines Breies älterer Rattenembryonen in die Bauchhöhle oder in die Bauchtaschen konstant gelingt, daß diese Tiere also eine spezielle Disposition für experimentelle Teratoide besitzen. Meist bilden dieselben sich nach Wochen oder Monaten vollständig zurück, sie können aber auch durch Monate und Jahre persistieren. So sah Pick Persistenz derartiger experimenteller Teratoide beim Huhn $2\frac{1}{2}$ Jahre lang, Askanazy bei Ratten gleichfalls über zwei Jahre und Féré zeigte sogar eine Henne mit sieben Jahre alten experimentellen Teratoiden. Hingegen ist es noch niemals gelungen, embryonale Teratome auf diesem Wege experimentell zu erzeugen.

Ausgehend von den Vorstellungen, die gewöhnlich über die Entstehung von Tumoren des Menschen entwickelt werden, wurde nun versucht, die Verimpfung von embryonalen Geweben mit anderen Eingriffen zu kombinieren, die teils eine Abnahme der Gewebswiderstände, teils eine Steigerung der Proliferationsfähigkeit des verimpften Materials herbeiführen sollten. Zahlreiche einschlägige Versuche führten zu keinem Erfolg, doch konnte Askanazy feststellen, daß die Teratoide während der Schwangerschaft, beziehungsweise während der Saugperiode im Wachstum gefördert werden. Vor allem aber erzielte er durch Vorbehandlung des transplantierten Embryonalbreies mit $4\frac{1}{2}\%$igem Ätherwasser eine sehr beträchtliche Steigerung der Wachstumsgeschwindigkeit und der Größe der erzeugten Teratoide. (Schon früher hatte Reinke mittels Ätherwassers bei Salamandern geschwulstähnliche Wucherungen im Gehirn und an der Augenlinse erzeugt.) In drei Fällen beobachtete Askanazy echtes Geschwulstwachstum, und zwar entwickelte sich in einem Fall aus einem zwei Jahre alten Teratoid ein transplantables Sarkom, in je einem Falle nach fast sechs Monaten ein Karzinom, beziehungsweise ein hämorrhagisches Sarkom. Reinke versuchte nun, ob man durch lipoidstofflösende Mittel, mit denen man Blütensträucher zum vorzeitigen Blühen, Seeigel- und andere Eier zur parthenogenetischen Entwicklung, Organzellen von Kaltblütern zu atypischen Wucherungen gebracht hatte, Gewebe von Warmblütern zu atypischem Wachstum, beziehungsweise zu echter Geschwulstbildung bringen könnte. Er verwendete das von Jacques Loeb bei der künstlichen Parthenogenese mit großem Erfolg verwendete Saponin in Verdünnungen von 1 : 50000 bis 1 : 10000 bei einer Einwirkungsdauer von fünf bis zehn Minuten und erhielt tatsächlich ein gesteigertes Wachstum, jedoch niemals echte

Blastome. Ebenso ließ sich durch mechanische Quetschung eine Wachstumssteigerung der künstlichen Teratome erzielen, aber auch hier kam es niemals zu einer echten Geschwulstbildung. In diesen Erfahrungen erblickt Reinke einen Fingerzeig, daß es sich bei den echten Blastomen nicht nur um ein exzessives Wachstum, sondern „um eine atypische Wachstumserscheinung im Sinne der Entwicklungsmechanik handelt." Die Befunde Askanazys wären so zu deuten, daß in dem verwendeten Impfmaterial zufällig Urzellen mit Sarkomtendenz, beziehungsweise Karzinomtendenz sich befanden. In jüngster Zeit berichtet Askanazy, daß Zusatz von sehr schwachen Radiumdosen zum Embryonalbrei das Wachstum der Teratoide sehr beträchtlich steigert und Blastome hervorruft.

Andere hiehergehörige Versuche fußen auf dem bekannten Befunde B. Fischers, daß Injektion einer gesättigten Lösung von Scharlach R und Sudan III am Kaninchenohr atypische Epithelwucherung hervorruft (vgl. später). So haben Schmincke und Freund Embryonalbrei mit Indol-Skatol in Olivenöl und Kaninchenfett oder mit Skatol und Äther verrieben und hierauf weißen Ratten intraperitoneal einverleibt. In 74% der Versuche erhielten sie polyzystische Teratoide, die jedoch nur experimentell erzeugte Gewebsmißbildungen, nicht aber echte Blastome darstellten.

Endlich seien in diesem Zusammenhange noch die Versuche von Belogolowy angeführt, der früheste Entwicklungsstadien von Frosch- und Krötenembryonen in die Bauchhöhle artgleicher Tiere einbrachte und dabei das Auftreten sarkomartiger Zellen beobachtet haben will, die destruierend in die Gewebe des Wirtes eindrangen. Ob aber in diesen Versuchen tatsächlich Sarkome erzeugt wurden, ist äußerst fraglich. Nach Bierich und vor allem nach Teutschländer, der die Versuche Belogolowys einer genauen Nachprüfung unterzog, werden bei denselben nicht Sarkome, sondern Granulome, beziehungsweise abgekapselte Abszesse erzeugt.

Eine andere Reihe von Versuchen knüpft an die früher erwähnte Tatsache an, daß bei Personen, die berufsmäßig mit gewissen chemischen Substanzen wiederholt oder andauernd zu tun haben (Schornsteinfeger, Teer-, Paraffin-, Anilinarbeiter usw.), nicht selten Karzinome an bestimmten Körperstellen, die der Schädlichkeit ausgesetzt waren, auftreten. Wiederholt wurde nun versucht, experimentell mit den hier in Betracht kommenden Substanzen beim Menschen Tumoren zu erzeugen, doch blieben alle diese Experimente — von den der neueren Zeit angehörigen Teerkarzinomen sei zunächst abgesehen — ergebnislos. Von den einschlägigen Arbeiten seien hier nur die Versuche von Brosch aus dem Jahre 1900 angeführt, da sie, wie sich in jüngster Zeit zeigte, einen gangbaren Weg wiesen, leider aber nicht konsequent durchgeführt wurden. Nach Entfernung der Haare an der Rückenhaut des Versuchstieres quetschte Brosch eine aufgehobene Hautfalte mit einer Zange. Auf den so entstandenen Substanzverlust (falls sich ein Schorf gebildet hat, wurde er entfernt) pinselte er jeden dritten Tag durch acht bis zwölf

Wochen Xylol-Paraffin und erzeugte hiedurch atypische Epithelwucherungen, „die sich in keiner Weise von jenen unterscheiden, die
Ribbert als beginnendes Hautkarzinom abbildet." Brosch empfahl
schon damals, Prozesse zu erzeugen, die mit Koagulationsnekrose einhergehen, die Abheilung dieser Prozesse hintanzuhalten und Substanzen
hinzuzufügen, die wie Paraffin, Teer, Ruß usw. erfahrungsgemäß Krebsentwicklung nach sich ziehen.

Einen neuen Weg zur experimentellen Geschwulsterzeugung schienen
die bereits erwähnten Versuche von B. Fischer zu weisen. Allerdings
ist es ihm, wie er selbst hervorhebt, nur gelungen, Epithelproliferationen
hervorzurufen, die trotz allen histologischen Ähnlichkeiten nichts mit
Karzinom zu tun haben. Er erblickt in seinen Versuchen den Beweis
dafür, „daß es Stoffe gibt, die eine spezifische, starke, chemotaktische
Wirkung auf eine bestimmte Epithelart ausüben und dieses Epithel
dadurch zu raschem, atypischem Wachstum veranlassen." Er bezeichnete
diese Stoffe als Attraxine. Es liegt nahe, daß in der Folge eine große
Reihe verschiedenartiger, mehr weniger ähnlich wirkender Substanzen
ausprobiert wurde, in der Absicht, auf diese Weise echte Blastome zu
erzeugen, vgl. z. B. die Versuche von Stöber und Wacker mit Indol
und Skatol. Eine übersichtliche Zusammenstellung der in Verwendung
genommenen Substanzen und der erzielten Ergebnisse findet sich bei
Wacker und Schmincke, auch bei Ishio Haga. Zusammenfassend
läßt sich sagen, daß zwar mehr minder beträchtliche Epithelproliferationen,
niemals aber wahre Blastome erzeugt wurden. Auch Versuche, derartige atypische Epithelwucherungen zu transplantieren, schlugen fehl
(Lamezan, Hansemann, Huguenin, Ishio Haga).

Die Versuche, durch einmalige oder wiederholte Traumen Geschwülste
zu erzeugen (Brosch u. a.), ergaben fast durchwegs ein vollkommen
negatives Resultat. Ribbert erzielte durch wiederholtes Abkratzen des
sich regenerierenden Epithels an der Unterlippe des Kaninchens Papillome,
die sich aber nach Einstellen der Schädigung wieder rückbildeten. In
den Kieselguhrversuchen Podwyssotzkys und Schirokogoroffs
kam es zur Bildung von Granulomen; Stieve versuchte derartige Kiesel-
guhrgranulome zu transplantieren, doch wurden nur vereinzelte Reaktionen erzielt, die wohl gleichfalls chronisch-entzündlicher Natur und nicht
Tumoren waren (Versé).

Hier wären auch die Versuche Stahrs anzuführen, da sie im wesentlichen darauf ausgingen, durch mechanische Insulte Tumoren zu erzeugen. Er konnte zeigen, daß durch fortgesetzte Haferfütterung bei
Ratten an der unpaaren, umwallten Papille am Zungengrund geschwulstähnliche Wucherungen entstehen. Die Ursache hiefür ist der Reiz,
den das Einbohren der Haferhaare in die Zungenschleimhaut ausübt.
Die erzielten Bildungen stimmen nach Stahr mit den von Ribbert
beschriebenen beginnenden Karzinomen überein. Er steht auf dem
Standpunkt, „daß wir es bei unseren Ratten-Zungengeschwülsten zum
mindesten mit einem Anlauf zu einer epithelialen Neubildung, zu einem
wahren Blastom zu tun haben." Fibiger hatte bei Nachprüfung zu-

nächst negative Ergebnisse, und zwar, wie Secher meint, da seine
Versuche nur 2 bis 2½ Monate dauerten, während Stahr erst nach
3 bis 4 Monaten tumorähnliche Veränderungen erzielte. Secher
konnte bei seinen im Institut von Fibiger ausgeführten Untersuchungen die Angaben Stahrs vollkommen bestätigen, glaubt aber,
daß die von ihm erzielten Veränderungen ebenso wie die von Stahr
erzeugten Bildungen mit echten Neoplasmen nichts zu tun haben. Nur
in einem Falle entwickelte sich in seinen Versuchen ein echtes Plattenepithelkarzinom, und zwar an einer anderen Stelle der Zunge als an jener,
an welcher sich die gewöhnlichen Haferläsionen finden. Das Karzinom
entwickelte sich weiter, auch nachdem die Haferfütterung schon längere
Zeit ausgesetzt worden war. — Die Haferveränderungen sind nach Secher
nicht als Vorstadien eines gewöhnlichen Karzinoms zu betrachten, letzteres
ist nicht einfach als unmittelbare Fortsetzung, als ein vorgeschrittenes
Stadium der gewöhnlichen Veränderungen, sondern als eine Komplikation
anzusehen. Da aber Fibiger später bei entsprechend längerer Versuchs-
dauer analoge Resultate erzielte, hält Bommer es für wahrscheinlich,
daß die durch Haferfütterung hervorgerufenen Veränderungen an der
Rattenzunge ursächlich mit der Krebsbildung zusammenhängen.

  Nach den Erfahrungen aus der menschlichen Pathologie lag ferner
der Versuch nahe, durch Röntgen- oder Radiumstrahlen experimentell
maligne Geschwülste zu erzeugen. Pierre Marie, Clunet und Raulot-
Lapointe beobachteten bei zwei Ratten auf dem Boden einer zwei
Jahre bestandenen Radiumdermatitis je ein rezidivierendes, transplantables Spindelzellensarkom.

  Bloch erzielte bei zwei von vier Kaninchen durch Bestrahlung des
Ohres mit Röntgenstrahlen verhornende Karzinome mit Metastasen in
den Lungen und Lymphknoten. Das eine Tier war durch fast drei Jahre,
das andere Tier durch zwei Jahre bestrahlt worden.

  Die verschiedenen Versuche, durch pathogene Mikroorganismen
oder Saprophyten Blastome zu erzeugen, können füglich übergangen
werden — bezüglich aller dieser Versuche gilt, was früher über die angeblichen Parasitenbefunde in echten Tumoren gesagt wurde.

  Von größter Bedeutung für die experimentelle Geschwulstforschung
wurden aber die bekannten Spiropterenversuche Fibigers, da sie
jedenfalls die ersten Versuche darstellen, bei welchen einwandfrei im
Tierexperiment durch Infektion mit Parasiten Tumoren erzeugt wurden.
Fibiger ist es gelungen, in dem mit Plattenepithel bekleideten Magen-
abschnitt (Vormagen) der bunten Laboratoriumsratte durch Infektion
derselben mit einem bei der Ratte schmarotzenden Rundwurm, dessen
Entwicklung vom Ei zur Larve in Zwischenwirten, Schaben (Periplaneta
americana, Periplaneta orientalis, Phyllodromia germanica) stattfindet,
Entzündung und papilläre Geschwulstbildungen, in einzelnen Fällen
zugleich echte, metastasierende Karzinome hervorzurufen. Der Rundwurm stellt eine neue Nematodenart dar, für welche der Name Spiroptera
neoplastica oder Gongylonema neoplasticum vorgeschlagen wird. Die
Spiropteren schmarotzen bei verschiedenen Rattenarten und Mäusen,

auch bei Kaninchen, Meerschweinchen, Eichhörnchen und Igeln in dem mit Plattenepithel ausgekleideten oberen Abschnitt des Verdauungstraktes, erzeugen hier die gleichen Veränderungen wie bei Ratten, jedoch kein Karzinom. Bei den Ratten entstehen zunächst Hyperkeratosen, später papilläre Exkreszenzen und dann — frühestens nach 60 bis 64 Tagen, meist erst nach drei oder vier Monaten — allenfalls Karzinome. Im ganzen wurden bei mehr als 100 Ratten Karzinome des Vormagens erzeugt. Das Spiropterenkarzinom hat den typischen Bau des gewöhnlichen Plattenepithelkarzinoms, wächst infiltrierend und bildet Metastasen. Es wächst weiter, auch wenn die Spiropteren an Zahl abnehmen oder ganz verschwinden; in den Metastasen fehlen sie vollständig. Bei einzelnen Ratten, namentlich nach Infektion mit freipräparierten Spiropteralarven, tritt auch eine Glossitis und in einigen Fällen ein Karzinom der Zunge auf. Auch bei einzelnen Mäusen gelang die Erzeugung eines Spiropterenkarzinoms, das sich hier auch als transplantabel erwies, wobei die Spiropteren in den Transplantaten (ebenso wie in Metastasen) fehlen. Von prinzipieller Bedeutung ist nun die Tatsache, daß die Erzeugung des Spiropterenkarzinoms bei schwarzweißen Ratten in 50 bis 60% der Tiere, bei Wanderratten nur bei 11 von 34 Tieren, bei Hausmäusen nur bei einem Tier unter 38 und schließlich bei weißen Mäusen in drei Fällen unter 59 gelang. Diese Erfahrungen führen Fibiger zu dem Schluß, „daß verschiedene individuelle Empfänglichkeit für die krebserzeugenden Reize vorhanden ist, d. h. eine verschiedene individuelle Prädisposition".

Die grundlegende Entdeckung Fibigers, daß man durch Verfütterung von Spiropteren bei Ratten in einem hohen Prozentsatz der Fälle Karzinom erzeugen könne, blieb nicht vereinzelt. Borrel hatte bei Ratten in Lebersarkomen, einmal auch in einem Adenokarzinom der Niere, ebenso auch Hirschfeld in einem zwischen den Dünndarmschlingen gelegenen, spindelzelligen Angiosarkom den Cysticercus fasciolaris, die Finne der Taenia crassicollis, gefunden, die bei Katzen vorkommt. Bullock und Curtis verfütterten nun Suspensionen von Exkrementen, die Eier dieser Taenia enthielten, an Ratten und erzielten hiedurch bei Tieren, welche die Übertragung der Parasiteneier längere Zeit überlebten (frühestens nach acht Monaten), in der Leber Sarkome, welche von der den Cysticercus umgebenden Bindegewebskapsel ausgingen. Solche Tumoren wurden bei 210 Tieren erzeugt; es handelte sich teils um spindelzellige, teils um polymorphzellige Sarkome. Von 43 Tumoren waren 41 transplantabel.

Dem Spiropterenkarzinom und Cysticercussarkom kommt um so größere Bedeutung zu, als ja schon früher ein ätiologischer Zusammenhang zwischen gewissen Parasiten und manchen Blastomen des Menschen vermutet wurde, aber nicht erwiesen werden konnte. Hier ist vor allem das Schistosomum (Distomum) haematobium (Bilharzia) zu nennen, dessen Weibchen die Eier teils in der Blutbahn, teils in den Geweben, ganz besonders aber in den Wandschichten der Harnblase ablegt. Es kommt hiedurch zu einer chronischen Cystitis, auf Grund welcher sich (eierhältige) Blasensteine, blumenkohlartige Papillome und auch Karzinome entwickeln. Nach Goebel sind die gutartigen Bilharziatumoren Granulationsgeschwülste, die aus einer Cystitis cystica hervorgegangen sind; doch kommen in 50% der Fälle maligne Tumoren vor, und zwar fast ausschließlich Karzinome, unter diesen vorwiegend Kankroide.

Bezüglich zahlreicher einschlägiger Einzelbefunde sei auf die Angaben bei Bommer, Fibiger und anderen verwiesen. Hier sei nur erwähnt, daß bei Gegenwart der Fasciola hepatica (Distomum hepaticum) in der Leber des Menschen einmal auch atypische Epithelwucherungen gefunden wurden, ferner daß Ansammlung zahlreicher Exemplare von Opisthorchis felineus (Distomum felineum) in den Gallengängen des Menschen zunächst Cholangitis und zirrhotische Prozesse, in weiterer Folge aber bisweilen auch atypische Epithelwucherungen oder ausgesprochene Karzinome der Leber, Gallengänge und des Pankreaskopfes hervorruft (Askanazy). Auch das Schistosomum japonicum (Katsurada), der Erreger der Katayamakrankheit, wird mit der Entstehung von Karzinomen in Zusammenhang gebracht. Seine Eier können in der Schleimhaut des Dickdarmes Ursache von chronischen Entzündungen werden, an welche sich in einzelnen Fällen Karzinomentwicklung anschließt. Ebenso liegen Angaben über einen Zusammenhang zwischen Clonorchis sinensis (Distomum spathulatum) und Leberkarzinom vor (Katsurada, Fujii, Yamagiwa und Watanabe). In diesem Zusammenhang sei auch des von Löwenstein und Fibiger erhobenen Befundes von Trichodes crassicauda, einer Nematode, in Papillomen der Harnblase bei Ratten und von Nematoden in Mäusekarzinomen (Borrel und Haaland) gedacht, doch bleibe nicht unerwähnt, daß Marsh und Wülker auch bei gesunden Mäusen Nematoden fanden. — Wasielewski und Wülker beschrieben ferner ein Adenopapillom im Vormagen einer Taube, bei der sie im Magen gleichzeitig eine starke Infektion mit Rundwürmern der Gattung Dispharagus fanden; sie nehmen an, daß die Geschwulst durch den Parasiten hervorgerufen worden sei.

Von sonstigen tierischen Parasiten, die in malignen Tumoren gefunden und mit ihrer Entstehung in Zusammenhang gebracht wurden, seien hier nur noch die Milben genannt. Borrel glaubte, daß die Haarsackmilbe, Demodex folliculorum, der Zwischenträger eines Karzinomvirus sei. Eingehende Nachprüfungen, namentlich die von Tsunoda im Orthschen Institut durchgeführten Untersuchungen führten aber zu einer vollständigen Ablehnung dieser Anschauung. Ebensowenig konnten Sauls Befunde, denen zufolge Enzyme von Tarsonemusmilben Ursache von Geschwülsten wären, bestätigt werden, vgl. z. B. die Untersuchungen von Marsh und Wülker. Hingegen scheint die Bedeutung einer Krätzmilbe, Cnemidocoptes mutans, für die Entstehung des Mittelfußkankroids („Kalkbein"karzinoms) des Haushuhnes durch die Untersuchungen von Wasielewski und Teutschländer fast sichergestellt.

Diesen hier in Kürze angeführten und manchen anderen analogen Beobachtungen kommt nun im Lichte der experimentellen Untersuchungen von Fibiger sowie von Bullock und Curtis erhöhte

Bedeutung zu. Fibiger ist es als erstem gelungen, die ätiologische Rolle tierischer Parasiten bei der Entstehung echter Blastome experimentell zu erweisen und einen Weg anzugeben, auf dem die willkürliche Erzeugung echter Geschwülste gelingt. In den letzten Jahren ist nun dieses Ziel auch auf einem anderen, noch leichter gangbaren Weg erreicht worden, indem durch wiederholte Teerpinselung im Tierversuch echte Geschwülste erzeugt wurden.

In Anlehnung an die bereits erwähnten Erfahrungen, daß Personen, die beruflich längere Zeit und intensiv der Einwirkung von Teer, Paraffin usw. ausgesetzt sind, nicht selten an typischen Stellen an Karzinom erkranken, wurde wiederholt versucht, mit Hilfe der genannten Substanzen, experimentell bei Tieren Karzinome zu erzeugen (Hanau, Cazin, Brosch, Stahr, Ullmann und viele andere). Alle diese Versuche fielen negativ aus. Als aber japanische Autoren diese Versuche mit großer Geduld genügend lange Zeit hindurch fortsetzten, erzielten sie vollen Erfolg. Yamagiwa und Ichikawa konnten 1915 berichten, daß sie durch wiederholte Bepinselung des Kaninchenohres mit Steinkohlenteer echte Geschwulstbildung erzeugten. Die Pinselung wurde alle drei bis vier Tage wiederholt; es entstanden zunächst Hyperkeratosen, sodann Papillome (Follikuloepitheliome) und später in einzelnen Fällen Karzinome. Die karzinomatöse Umwandlung erfolgte zwischen dem 55. und 360. Tag, in der Mehrzahl der Fälle nach dem 150. Tag. In einzelnen Fällen konnten auch Metastasen in den regionären Lymphknoten nachgewiesen werden. Bald darauf (1918) gelang es Hidejiro Tsutsui mit der gleichen Methode der wiederholten Teerpinselung bei der weißen Maus dieselben Veränderungen, Hyperkeratosen, Papillome und Karzinome, zu erzeugen. Seither ist diese Methode der experimentellen Geschwulsterzeugung von zahlreichen Autoren an verschiedenen Orten, so von Fibiger und Bang, Bierich, Deelmann, Bloch und Dreyfuß, Teutschländer, Lipschütz und vielen anderen mit bestem Erfolg angewendet worden, wobei die Befunde der japanischen Autoren vollinhaltlich bestätigt und nach manchen Richtungen erweitert werden konnten. Alle diese Versuche zeigen in übereinstimmender Weise, daß es zunächst zum Haarausfall und zu einer Verdickung der Haut, zu einer chronischen Dermatitis mit Ulzerationen, Vernarbung letzterer, Hyperkeratosen, später zur Bildung von Papillomen und Hauthörnern und endlich zur Entwicklung von Karzinomen kommt. Das Wachstum solcher Geschwülste kann unvermindert anhalten, auch wenn die Teerpinselung später ausgesetzt wird. In einzelnen Fällen macht das Karzinom Metastasen in den regionären Lymphknoten, in einer relativ geringen Zahl von Fällen waren die Karzinome auch transplantabel. Außerdem berichten Fibiger und Bang auch über die Entstehung gemischter Geschwülste, Karzino-Sarkome, die leicht transplantabel waren. Dabei zeigte sich bei weiterer Übertragung, daß das Spindelzellensarkom immer mehr überwog, bis schließlich der Tumor in ein reines Sarkom überging (vgl. die früher erwähnten analogen Beobachtungen bei Übertragung spontaner Mäusetumoren). Aus einer Zusammenstellung von Fibiger und

Bang ergibt sich, daß 15 Mäuse, die höchstens 39 Tage nach Beginn des Versuches am Leben blieben, nur leichte Veränderungen aufwiesen. 28 von 30 Mäusen, welche den Beginn der Versuche 103 bis 333 Tage überlebten, zeigten Papillome und Hauthörner, welche in 24 Fällen von Karzinomentwicklung (darunter in zwei Fällen von Karzino-Sarkom) begleitet waren. 26 von diesen Mäusen hatten den Beginn der Versuche ein halbes Jahr oder länger überlebt; von diesen zeigten 24 Karzinome, sechs derselben auch Metastasenbildung in den axillaren Lymphknoten, zwei Metastasen in den Lungen. Fibiger und Bang fanden Karzinom frühestens 182 Tage nach Beginn der Teerpinselung, doch sprachen die histologischen Befunde dafür, daß die Karzinomentwicklung schon früher begonnen haben dürfte. Aus einzelnen Versuchen Bangs scheint tatsächlich hervorzugehen, daß bei einigen Mäusen schon fünf Monate nach Beginn der Behandlung oder noch früher Karzinom auftritt. Yamagiwa und Ichikawa erzielten auch durch intramammäre Einspritzung von Teer oder einer Mischung von Teer und Lanolin bei 12 von 72 Kaninchen (einer späteren Angabe zufolge bei 23 von 188 Tieren) von den Milchgängen ausgehende Kankroide oder Adenokankroide, von welchen eines Lymphknotenmetastasen gesetzt hatte. Fibiger konnte mitteilen, daß Seedorf in seinem Institut durch wiederholte intramammäre Einspritzung ganz kleiner Mengen von Teer bei Mäusen in einem Fall einen Brustkrebs erzeugen konnte, und daß diese Geschwulst transplantabel zu sein schien.

Infolge der Einfachheit der Versuchstechnik steht die Teerbehandlung begreiflicherweise derzeit im Vordergrund der experimentellen Geschwulstforschung. Deelmann erhielt bei Teerpinselung auch Sarkome (ebenso Lipschütz), die im Gegensatz zu den Karzinomen überimpfbar waren (vgl. früher). Ebenso berichtet Löwenthal, daß er durch intraperitoneale Injektion einer 10% Lösung der bei 350° siedenden, benzollöslichen Fraktion des Steinkohlenteers in Öl bei weißen Mäusen in zwei Fällen Sarkome erhielt. Lipschütz machte auf eigenartige Pigmentveränderungen und Wucherungen der Talgdrüsen aufmerksam. Bei grauen und schwarzen Mäusen kommt es unter dem Einfluß der Teerpinselung zum Auftreten großer Mengen melanotischen Pigmentes, zunächst im Epithel (Lipschütz spricht von „pigmentierten Pachydermien"), dann aber auch im Corium; unter Umständen können sich „Melanome mit besonders ausgeprägter Wucherungstendenz" entwickeln. Ferner beobachtete er als Spätsymptom, meist im sechsten oder siebenten Versuchsmonat, die Entwicklung kleiner Knötchen, die sich als hypertrophische Talgdrüsen oder als Talgdrüsenzystchen erwiesen. Es sei hier auch darauf hingewiesen, daß Hoffmann, Schreus und Zurhelle durch Verwendung von Paraffinöl ein Talgdrüsenadenom mit stellenweise papillomatösem Bau und zystische Bildungen erzielten, die den Beginn einer malignen Umwandlung zeigten.

Das weitere Interesse wendete sich der Frage zu, ob ein bestimmter Bestandteil des Teers Ursache der Blastombildungen ist. Bayet und Slosse glaubten den Teerkrebs als Arsenwirkung auffassen zu können.

Fibiger lehnt jedoch diese Annahme ab, da der von ihm verwendete Teer nur Spuren von Arsen (0·0003%) enthielt. Auch der von Teutschländer verwendete Heidelberger-Gaswerkteer enthielt kein Arsen. Dabei ist es jedoch von Interesse, daß es Leitch und Kennaway gelungen ist, bei weißen Mäusen durch dreimal wöchentliche Pinselung mit einer alkoholischen Lösung von Kalium arsenicosum Karzinom zu erzeugen. Jordan konnte mit dem bei fraktionierter Destillation des Teers bei 400 Grad gewonnenen Rückstand (Pech) die präkanzerösen Zustände etwa doppelt so rasch hervorrufen als mit Vollteer, während dies mit den abdestillierten Fraktionen nicht gelang. Weitere Versuche von Teutschländer zeigten jedoch, daß Pinselung mit Vollteer wirksamer ist als jene mit Pech, da es bei ersterer weit regelmäßiger und keineswegs später zur Karzinomentwicklung kommt als bei Pinselung mit Pech.

Eine zusammenfassende Betrachtung der durch die experimentelle Geschwulstforschung zutage geförderten Tatsachen zeigt also, daß es gelungen ist, experimentell echte Blastome zu erzeugen. Von dem Hühnersarkom von Rous, Fujinami und Inamoto und Teutschländer soll einstweilen noch abgesehen werden, solange es, wie früher dargelegt, noch nicht endgültig entschieden ist, ob es sich hiebei tatsächlich um Übertragung zellfreien Materials handelt. Hingegen unterliegt es keinem Zweifel, daß es auf anderen Wegen, so durch Übertragung von Spiropteren und Zystizerken, durch wiederholte Teerpinselung, durch Arsenpinselung, durch Haferverfütterung und durch Röntgenbestrahlung bei bestimmten Versuchstieren in einem großen Prozentsatz der Fälle gelingt, echte Blastome zu erzeugen, die tatsächlich den Geschwülsten des Menschen vergleichbar sind. Dies ist um so bedeutsamer, als auch die Versuchsbedingungen, unter welchen hier Geschwülste erzeugt werden, in der menschlichen Pathologie eine weitgehende Analogie finden. So hat das Spiropterenkarzinom Fibigers ein Vergleichsobjekt in dem Bilharziakarzinom des Menschen, und dasselbe gilt mutatis mutandis von dem Teerkarzinom, dem Arsenkrebs und dem Röntgenkrebs. Wir müssen daher bestrebt sein, eine Vorstellung darüber zu gewinnen, wie es in diesen Versuchen zur Entstehung maligner Tumoren kommt.

Zum Studium dieser Frage ist besonders das Teerkarzinom geeignet, da sich hier die einzelnen Veränderungen im Gegensatz zu den Spiropteren- und Zystizerkusgeschwülsten an der Körperoberfläche abspielen, also fortlaufend kontrolliert werden können. Die Hauptfrage ist nun, ob der Teer vermittelst besonderer karzinogener Komponenten eine spezifische krebserzeugende Wirkung entfaltet. Diese Frage wird auf Grund der bisher vorliegenden Erfahrungen verschieden beantwortet, im allgemeinen aber wohl verneint. Auch Teutschländer, der sich zuletzt mit diesem Gegenstand beschäftigte, lehnt zwar eine absolut spezifische Wirkung des Teers ab, möchte ihm aber eine gewisse „relative Spezifität" zuerkennen und weist den Standpunkt von Lubarsch zurück, daß das Krebsproblem überhaupt kein Spezifizitäts-, sondern ein Quantitätsproblem ist, und daß es nicht auf die Spezifizität der Reize, sondern auf ihre Stärke und Einwirkungsdauer ankomme. Borst spricht sich neuerdings dahin aus, daß man endlich von dem Gedanken an eine Spezifizität der Reize bei der Krebsentstehung abkommen möge. Teutschländer betont dagegen, daß noch kein Beweis dafür vorliege, daß jeder beliebige Reiz bei chronischer Einwirkung Krebs erzeugen könne. Das ist aber auch dann nicht zu erwarten, wenn man sich die Wirkung des Teers vollkommen unspezifisch vorstellt, man wird vielmehr nur von solchen Reizen eine krebserzeugende Wirkung erwarten dürfen, die die gleich zu besprechenden Gewebsläsionen auszulösen vermögen. Daß diese Reize weder absolut noch relativ spezifisch sind, lehren eigentlich schon die bisher vorliegenden Erfahrungen, da die künstliche Krebserzeugung durch Parasiten, chemische und mechanische Schädlichkeiten, also durch sehr heterogene Reize gelungen ist. Wenn Teutschländer ferner die Tatsache, daß bestimmte Parasiten nur in bestimmten Organen bestimmter Tiere Karzinome hervorrufen, im Sinne einer gewissen Spezifizität der Reize deutet, so kann aus denselben Argumenten auch der gegenteilige Schluß gezogen werden. Denn gerade von einem spezifischen Agens würden wir erwarten, daß es mit einer gewissen Regelmäßigkeit seine Wirkung entfaltet; anderseits sind die angeführten Tatsachen wohl verständlich, wenn wir eine bestimmte Disposition des befallenen Organismus voraussetzen, damit die in Betracht kommende Schädlichkeit ihre Wirkung entfalten könne (vgl. später). Daß die Ansiedlung von Parasiten nur an bestimmten Lokalisationen erfolgt, ist uns ja auch aus anderweitigen Erfahrungen bekannt und daher für die Beantwortung der aufgeworfenen Frage nicht verwertbar.

Unseres Erachtens sprechen die bisher vorliegenden, experimentell erhobenen Befunde mit größerer Wahrscheinlichkeit dafür, daß in diesen Versuchen die Karzinome durch lokale, unspezifische Einwirkung erzeugt wurden. Der sichere Beweis hiefür wird aber erst erbracht sein, bis eine größere Zahl verschiedenartiger Schädlichkeiten in dieser Hinsicht geprüft sein wird[1]). Aus der jüngsten Zeit liegt bereits eine Mitteilung von Narat (zit. nach Burckhardt) vor, derzufolge durch lange fortgesetzte Pinselungen mit NaOH und HCl Krebse erzeugt werden können, allerdings in einem kleineren Prozentsatz als bei gleichzeitiger Kontrollepinselung mit Teer.

Erklärung der Geschwulstentwicklung

Verfolgen wir den Ablauf der Gewebsveränderungen, welche durch die Teerpinselung beim Tier erzeugt werden, so finden wir zunächst geringfügige, oberflächliche Epithelläsionen (allenfalls auch durch das Kratzen und Scheuern der Tiere bedingte oberflächliche Exkoriationen), sodann häufig eine leichte Rötung und Schwellung des behandelten Hautbezirkes,

---

[1]) Bloch vermutet, daß diejenigen chemischen und physikalischen Reize karzinogen wirken, welche ihren Angriffspunkt im Kern der Zelle finden.

Haarausfall, gleichzeitig aber andauernde Epithelregeneration. Nach einiger Zeit sieht man Hyperkeratosen sowie auch Atrophie der Haut, später entwickeln sich Papillome und Hauthörner und schließlich — nach mehreren Monaten — entstehen echte Karzinome. Diese Vorgänge spielen sich nach den nunmehr bereits in großer Zahl vorliegenden Erfahrungen stets in ganz konstanter, fast gesetzmäßiger Weise ab. Wir sehen also, daß durch den Teer andauernd geringfügige Gewebsläsionen erzeugt werden, welche der Organismus zu heilen bestrebt ist. Während nun die Regeneration zunächst lange Zeit hindurch in gewöhnlicher, regelmäßiger Weise verläuft, kommt es nach einiger Zeit zu beträchtlichen Überschußbildungen und allmählich (jedoch nicht immer) zu einem autonomen Wachstum, zu Blastomen. Da liegt wohl der Schluß nahe, daß durch die immer von neuem angeregte Regeneration die Wucherungsfähigkeit eines umschriebenen Zellbezirkes (vielleicht auch mehrerer solcher?) immer höher getrieben wird, bis sie einen weit über das physiologische Maß hinausgehenden Grad erreicht. Infolge der überstürzten Regeneration verharren die neugebildeten Zellen in einem niederen Reifungsgrad, gelangen nur zu einer mangelhaften, unter Umständen ganz fehlenden Differenzierung und weisen daher mannigfache Abweichungen gegenüber dem Muttergewebe auf. Die Entstehung von Blastomen nach andauernd wiederholter Teerpinselung, beziehungsweise nach Infektionen mit Spiropteren oder Zystizerken, nach Röntgenbestrahlung usw., läßt sich also unseres Erachtens ungezwungen durch die Annahme einer durch immer wiederholte, geringfügige Gewebsläsionen stets von neuem angeregten und dadurch exzessiv gesteigerten Zellregeneration erklären, durch welche schließlich unreife, in ihrem biologischen Verhalten abweichende Zellen mit abnorm starker Wachstums- und Vermehrungsfähigkeit herangezüchtet werden[1]).

Dieser Erklärungsversuch steht mit allen bei der experimentellen Erzeugung von Blastomen beobachteten Vorgängen in Einklang. So ist es nicht nur begreiflich, sondern direkt eine Voraussetzung, daß Blastome erst nach oft und lange Zeit hindurch wiederholter Teereinwirkung entstehen; wir wissen ja, daß die gleichen Versuche früher, als sie nicht lange genug fortgesetzt worden waren, ergebnislos blieben. Es ist daher auch selbstverständlich, daß maligne Blastome nur bei solchen Tieren auftreten können, die lange genug am Leben blieben. Mit der entwickelten Vorstellung stimmt auch überein, daß bei den mit Teer gepinselten Tieren die zur Krebsbildung führende Epithelwucherung

---

[1]) Nach Joannovics stellt „der experimentell hervorgerufene Krebs keine rein lokale Erkrankung, sondern eine Teilerscheinung einer Allgemeinerkrankung dar". Derselben Anschauung ist auch Lipschütz. Seiner Meinung nach ist der Teerkrebs ebenso wie der Krebs bei Xeroderma pigmentosum oder der Arsenkrebs ein „ätiologisch auf verschiedene Ursachen zurückzuführender, höchst charakteristischer Komplex von Gewebsreaktionen, ein Zustand, der besser etwa als Cancerosis zu bezeichnen wäre".

gerade an jenen Stellen beginnt, an denen kleine Wunden gesetzt wurden, und zwar, wie Deelmann beobachtete, in den Wundrändern, die sich auf dem Weg der Heilung befinden. Ebenso erzielte Lipschütz durch Exzision eines Hautstückes am Ort der Teerpinselung, die zu Pachydermie geführt hatte, typisches Karzinom. Es ist ferner verständlich, daß die Tumoren auch weiterwachsen, nachdem die Teerpinselung ausgesetzt wurde. Voraussetzung hiebei ist, daß die Schädlichkeit vorher lange genug eingewirkt hat, um abnorm wucherungsfähige Zellen heranzuzüchten. War dies der Fall, dann bedarf es keiner weiteren „Reize“ für die Weiterentwicklung der Geschwulst. Es ist auch verständlich, daß solche Tumoren transplantabel sein können.

Dürfen wir also das Wesen der experimentellen Geschwulsterzeugung in einer durch immer wiederholte Gewebsschädigung stets von neuem angeregten und so abnorm gesteigerten, künstlich abnorm hochgetriebenen regenerativen Neubildung unreifer Zellen erblicken, so ist es nicht wahrscheinlich, daß den Spiropteren oder dem Teer oder einer anderen Schädlichkeit eine spezifisch karzinogene Wirkung zukommt, vielmehr liegt die Annahme weit näher, daß es durch Einwirkung ganz verschiedener Schädlichkeiten gelingen wird, in gleicher Weise wie durch Teer experimentell echte Blastome zu erzeugen — für Arsen und für die Röntgenstrahlen ist dies schon erwiesen. Voraussetzung dürfte hiebei sein, daß der betreffende „Reiz“, sei er welcher Art immer, quantitativ entsprechend abgestuft ist, d. h. weder zu geringfügig noch zu intensiv ist, und daß das Versuchstier, beziehungsweise das der Schädlichkeit ausgesetzte Gewebe überhaupt auf den betreffenden Reiz reagiert, also für denselben „disponiert“ ist. Denn auch bei den Teer- und Spiropterenkarzinomen ist die Annahme einer besonderen Disposition — leider — unerläßlich. Auf den ersten Blick könnte man freilich meinen, einer solchen bei den Teerkarzinomen völlig entraten zu können, da durch Teerpinselung bei weißen Mäusen, falls sie den Versuchsbeginn lange genug überleben, angeblich in nahezu 100% der Tiere und an jeder beliebigen Hautstelle Karzinome erzeugt werden können. Dies schien dafür zu sprechen, daß die Annahme einer besonderen Disposition und speziell einer besonderen vererbten Zellbeschaffenheit für die Geschwulstentstehung überflüssig ist. Und doch ist dem nicht so. Zunächst zeigt sich, daß auch bei weißen Mäusen nicht allerorts mit Teerpinselung 100% positive Erfolge erzielt wurden. Während Teutschländer diese Angabe bestätigt (vgl. auch Lipschütz) und erklärt, daß man bei jeder über vier Monate mit dem Heidelberger Gaswerkteer (Vollteer) gepinselten weißen Maus auf Karzinombildung rechnen könne, erzielte z. B. Mertens in München unter 200 Versuchen nur einmal eine Geschwulst, die mit einigem Recht als Karzinom angesprochen werden konnte. (Dem Referat über den betreffenden Vortrag zufolge soll sogar gesagt worden sein, „von 100% positiven Erfolgen zu sprechen, sei direkt ein wissenschaftlicher Skandal“!) Zweifellos spielt die Art des Teers, wie viele Untersucher feststellten und wie eigene Versuche uns lehrten, eine große Rolle, indem manche Teerarten auch bei lang wiederholter Pinselung nur allzu geringfügige Gewebsläsionen setzen und daher keine weitere Wirkung ausüben können. Es darf ferner nicht vergessen werden, daß auch in den günstigsten Versuchsreihen alle jene Tiere in Wegfall kommen, die noch vor der Tumorentwicklung eingingen[1]). Da nicht erwiesen ist, daß auch bei diesen Tieren, falls sie nur lange genug gelebt hätten, Tumoren entstanden wären, kann nicht mit Sicherheit von 100% positiven Ergebnissen gesprochen werden. Davon abgesehen, besteht zweifellos bei verschiedenen Stämmen weißer Mäuse eine ganz verschiedene Empfindlichkeit gegenüber der Teerpinselung. So erhielten wir in einer Versuchsreihe, in welcher nur die im Institut fortgezüchteten weißen Mäuse verwendet wurden, bei keinem Tier ein Karzinom. Als wir hierauf weiße Mäuse anderer Provenienz verwendeten, hatten wir bei sonst vollständig gleicher Versuchsanordnung (Verwendung desselben Teers, gleiche Art der Pinselung, gleiche Fütterung und Wartung etc.) bei sämtlichen gepinselten Tieren ein positives Resultat. (Diese Erfahrung scheint uns auch gegen die von Mandl und Stöhr geäußerte Ansicht zu sprechen, daß sich die geringe Ausbeute mancher Versuchsreihen durch die Ernährungs- und Wartungsverhältnisse erklärt.)

Bestehen also schon innerhalb derselben Tierart so weitgehende Unterschiede, so kann es gewiß nicht wundernehmen, daß die gleiche Schädigung nicht bei allen Tierarten zu Tumorentwicklung führt, ja, daß sich in dieser Beziehung wesentliche Unterschiede sogar zwischen einander nahe verwandten Tiergattungen ergeben. Während Teerpinselung bei Mäusen zum mindesten häufig Tumorentwicklung zur Folge hat, versagt diese Methode bei Ratten vollständig; umgekehrt entstehen nach Spiroptereninfektion bei Ratten in über 50%, bei Mäusen in kaum 5% der Versuchstiere Blastome (vgl. hiezu die früher angeführten Zahlen Fibigers). Es besteht also zweifellos eine ganz verschiedene Reaktionsfähigkeit der Zellen verschiedener Tiere gegenüber derselben Schädlichkeit, eine ganz verschiedene Disposition, die, wie eben gezeigt (vgl. hiezu auch Lipschütz), sogar innerhalb derselben Tierart individuell sehr verschieden sein kann. Lubarsch zieht allerdings aus den vorliegenden Tatsachen den Schluß, daß weder eine besondere individuelle noch eine örtliche, wohl aber eine Artdisposition bei der Krebsentstehung eine Rolle spiele. Wir möchten in diesem Punkte Teutschländer und Münzer beipflichten, welche bei der Krebsentstehung mehrere Faktoren für gleichwertig halten, und zwar das (ihrer Ansicht nach relativ spezifische) exogene Agens, die Exposition und die Disposition. Inwieweit die natürliche Resistenz bestimmter Tierarten gegen Tumorentstehung durch künstliche Eingriffe überwunden werden kann, inwieweit die Disposition für Tumorentwicklung vererbt ist oder erworben werden kann, müssen weitere Untersuchungen zeigen.

Es unterliegt keinem Zweifel, daß die hier entwickelte Anschauung über die Entstehung der experimentell beim Tier erzeugten Blastome

---

[1]) Zur Vermeidung von Tierverlusten empfiehlt sich namentlich im Beginn der Teerpinselung große Vorsicht.

sich ungezwungen auch zur Erklärung mancher, und zwar auch maligner Tumoren des Menschen anwenden läßt[1]), oder richtiger, eine Bestätigung einer Auffassung bildet, die schon wiederholt auf Grund mannigfacher Erfahrungen auf dem Gebiet der menschlichen Pathologie entwickelt wurde. Denn es bedarf wohl keiner besonderen Erwähnung, daß die Erklärung vieler Blastome durch abnorm gesteigerte, regenerative Zellneubildung bei bestehender, sei es ererbter, sei es erworbener Disposition keineswegs neu ist. Viele Erfahrungen aus der menschlichen Pathologie haben ja schon längst zu ähnlichen Schlußfolgerungen geführt. So sagt Orth bei Erörterung der Kombination von Leberzirrhose und primärem Leberkrebs: „Man wird doch unwillkürlich zu der Frage angeregt, ob nicht etwa hier eine aus irgend einer unbekannten Ursache entstandene, vikariierende Hypertrophie über dieses Ziel hinausgehe und durch atypisches Wachstum zu einer Geschwulstbildung führe." Paltauf schließt sich dieser Auffassung an und sagt: „Ich muß gestehen, ich möchte die Karzinomentwicklung in der zirrhotischen Leber als das Schlußglied einer Reihe betrachten, die mit stark vorspringenden, hypertrophierenden Leberinseln in einer Zirrhose beginnt, durch Geschwulst-Adenombildung zum typischen Karzinom hinüberführt." Nach Orth ist die Umwandlung der Epithelzelle zur Krebszelle „das Resultat einer mehr oder weniger langen Entwicklungsreihe, einer fortschreitenden Veränderung von Epithelzellen, wobei durch Schädigung gewisser in den Zellen selbst beruhender Hemmungsvorrichtungen die immanente Wachstums- und Wucherungsfähigkeit der Epithelzellen in immer schrankenloserem Maße zutage tritt". Diese Annahme ist mit der hier entwickelten Vorstellung von der Bedeutung einer pathologisch gesteigerten Regeneration recht wohl vereinbar. Dasselbe gilt von der Auffassung Israels. „Die Nachkommen von Deckzellen, in denen durch häufige Wiederholung der die Proliferation auslösenden Einwirkungen beständig weitere Zellteilungen hervorgerufen werden und somit das Fortpflanzungsgeschäft nicht zur Ruhe kommt, erwerben durch Anpassung und Vererbung eine einseitige Steigerung ihrer Fortpflanzungstüchtigkeit, während andere funktionelle und morphologische Eigenschaften sich ändern oder verloren gehen." In diesem Sinne können mechanische, chemische, thermische oder parasitäre Einwirkungen verschiedener Art Krebserzeuger sein, wenn sie auf variationsfähige Zellstämme treffen, und soferne sie oft und lang genug einwirken.

Wir könnten noch zahlreiche Autoren anführen, die sich in ähn-

---

[1]) Es wäre zu erwägen, ob die angenommene Heranzüchtung besonders vermehrungs- und wucherungsfähiger Zellen durch immer von neuem angefachte Regeneration nicht eine besondere Art pathologischen Geschehens darstellt, das, so wie es bei manchen Zellen schließlich zu Tumorentwicklung führt, bei anderen Zellsystemen andere Störungen zur Folge haben kann. So liegt der Gedanke nahe, analoge Störungen zur Erklärung der leukämischen Myelosen und Lymphadenosen heranzuziehen, ohne aber, was ausdrücklich betont sei, etwa diese Bildungen im Sinne Ribberts, Bantis usw. den echten Blastomen gleichsetzen zu wollen.

lichem Sinne aussprachen (wie z. B. Bashford, Brosch u. a.), wollen aber hier nur B. Fischer erwähnen, der sich in neuerer Zeit mit aller Bestimmtheit zu der in Rede stehenden Frage äußerte. Er meint, wir können nur von zwei Prozessen mit Bestimmtheit behaupten, daß sie mit Geschwulstbildung in direktem Zusammenhang stehen, und zwar 1. von embryonalen Keimausschaltungen und Fehldifferenzierungen, 2. von der pathologischen Regeneration. „Auch bei diesen pathologischen Regenerationen werden wir Fehldifferenzierungen an den Geschwulstkeimanlagen annehmen dürfen. In manchen Fällen wird man es sich vielleicht so vorstellen dürfen, daß durch besondere Einflüsse bei der immer wiederholten und doch durch die gleiche Schädigung gestörten Regeneration die Kambiumzellen der regenerierenden Gewebe schließlich die Potenz der normalen Differenzierung und Einordnung in den Bauplan des Organismus trotz ständig fortschreitender Kernteilung verlieren und damit den Charakter der Geschwulstzellen erlangen.“ In gleicher Weise, wie wir früher ausführten, meint auch Fischer, „die Eingriffe und Schädigungen müssen genau abgestuft sein, sonst wird die Schädigung des Gewebes zu stark, es stirbt alles ab, oder die Regeneration wird zu gering und führt uns nicht weiter“.

Die Annahme, daß eine immer von neuem angefachte und über das physiologische Maß gesteigerte, pathologische Regeneration Ursache von Geschwulstbildung werden kann, nicht muß, gibt vor allem eine Erklärung für manche Tatsachen, die das Studium der menschlichen Geschwülste sichergestellt hat. So zeigen, wie früher ausgeführt wurde, vielfältige Erfahrungen in überzeugender Weise, daß Karzinome häufig an Körperstellen entstehen, an welchen chronische Reize irgend welcher Art eingewirkt haben. Die Virchowsche Irritations(Reiz-)theorie beschränkt sich eigentlich darauf, diesen Zusammenhang zwischen Reizwirkung und Tumorbildung festzustellen, ohne ihn erklären zu können. Denn wenn auch Versuche von Jacques Loeb und anderen (vgl. z. B. die jüngsten Untersuchungen von Novak und Eisinger) zeigten, daß man experimentell bei Protozoen, bei Eiern von Wirbellosen und von Wirbeltieren, ja selbst von Säugetieren (Ratten) eine der Parthenogenese ähnliche Zellteilung hervorrufen könne, so ist es doch mehr als fraglich, ob wir beim Menschen die Existenz formativer Wachstumsreize im Sinne Virchows annehmen sollen. B. Fischer hat in seiner eben zitierten Arbeit auch darauf hingewiesen, daß die Reiztheorie in ihrer ursprünglichen Fassung nicht imstande ist, die lange Latenzzeit zu erklären, die zwischen Reizwirkung und Tumorentwicklung verstreicht. Wohl aber läßt sich für die Entstehung von Geschwülsten beim Menschen durch Einwirkung „chronischer Reize“ ein Verständnis gewinnen, wenn wir eine immer wieder unterbrochene und immer wieder von neuem angeregte Regeneration als ursächlichen Faktor für das pathologisch gesteigerte Zellwachstum heranziehen. Es gilt dies für alle früher angeführten Beispiele, wie Krebs der Paraffin-, Teer-, Anilinarbeiter, für die Röntgenkrebse, für die Krebse auf dem Boden chronischer Geschwüre und Narben, z. B. im Magen (vgl. später), für den Kangrikrebs, für die

Krebse an den physiologischen Engen des Verdauungstraktes, für die
Karzinome bei Leberzirrhose, für das seltene Kallussarkom usw. Ziemlich
deutlich ist die Bedeutung chronischer Reize für die Entstehung von
Krebsen bei dem primären Gallenblasenkarzinom ersichtlich. Dasselbe
ist so überaus häufig mit Gallensteinen vergesellschaftet, daß ziemlich
allgemein eine kausale Beziehung zwischen Gallensteinen und Karzinomentwicklung angenommen wird. Aschoff und Bacmeister halten allerdings diese Annahme für unbewiesen, ja sogar für sehr unwahrscheinlich,
vielmehr handle es sich in der Mehrzahl der Fälle um ein zufälliges Zusammentreffen von Krebs und Steinbildung, oder letztere sei eine sekundäre Erscheinung, da der Inhalt der krebsigen Gallenblase sehr leicht der
Infektion unterliege und so Gelegenheit zur Steinbildung geboten sei.
Größere Beobachtungsreihen sprechen aber gegen diese Auffassung. So
fand Marchand unter 136 Fällen von primärem Gallenblasenkarzinom
119mal Gallensteine (80·88%) und meint daher wohl mit Recht, „daß
das Karzinom der Gallenblase sich mit seltenen Ausnahmen an bereits
vorhanden gewesene und meist noch vorhandene Gallensteine anschließt,
daß diese also die (indirekte) Ursache desselben sind". Auch Kaufmann fand unter dem Baseler Material in 86% der Fälle von Gallenblasenkarzinom Gallensteine. Er weist allerdings darauf hin, daß
Steine sich bereits in einem halben Jahre bilden können und daher nicht
älter sein müssen als der Krebs, daß ferner Gallensteine sekundär durch
Inkrustation von Gewebstrümmern des Karzinoms entstehen können.
Die klinische Beobachtung zeigt aber, daß in der Regel das Steinleiden
der Karzinomentwicklung vorausgeht, und man wird daher wohl
Marchand beipflichten, der gerade in dem Gallenblasenkarzinom eines
der besten Beispiele für die Entstehung einer malignen Neubildung im
Anschluß an lang bestehende Läsionen durch äußere Ursachen erblickt.

Es sei hier ferner daran erinnert, daß, wie Orth mit Recht hervorhebt,
Krebse nicht aus heiler Haut entstehen, „sondern gewissermaßen das
Endstadium einer längeren oder kürzeren Reihe pathologischer Vorgänge" darstellen. Gerade bei jenen Prozessen, die als „präkanzeröse"[1]
Veränderungen (Orth) in Betracht kommen, spielen sich lebhaft
gesteigerte Regenerationen ab. Bei den Teerpinselungen bei Tieren sind
es Hyperkeratosen, Papillome und Hauthörner, bei dem Menschen je
nach der Art der einwirkenden Schädlichkeit chronische Ekzeme, Epithel-

---

[1] Das Wort „präkanzerös" wird vielfach mißverstanden und damit
die Vorstellung verbunden, daß die betreffende Veränderung nur ein früheres
Stadium des Karzinoms darstelle, also eigentlich schon zur Krebsentwicklung
gehöre oder wenigstens zu einer solchen führen müsse. Das ist vollkommen
unrichtig. Dieselbe Veränderung kann die längste Zeit bestehen, ohne daß
sich jemals aus ihr ein Karzinom entwickeln würde, während sie ein
anderes Mal tatsächlich Vorstadium eines Karzinoms ist. Man kann demnach eigentlich erst nachträglich, wenn es nämlich wirklich zur Krebsentwicklung gekommen ist, die betreffende, vorher vorhanden gewesene
Veränderung als präkanzerös bezeichnen. Es ist daher Borst beizu-
pflichten, wenn er dieses Wort für bedenklich und irreführend erklärt.

hyperplasien, Dermatitiden, Narben, nicht heilende Ulcera, entzündliche Papillome und vieles andere. Auch die Tatsache, daß Karzinome vorwiegend, aber wie immer zahlreichere Erfahrungen zeigen, nicht regelmäßig im vorgeschritteneren Alter auftreten, erklärt sich ungezwungen ohne Annahme einer verminderten Widerstandsfähigkeit des Bindegewebes usw. Die Heranzüchtung einer abnormen Vermehrungs- und Wucherungsfähigkeit der Zellen durch immer wiederholte, pathologisch gesteigerte, oft zu keinem Abschluß gelangende Regeneration geht eben nur allmählich vor sich und kann naturgemäß im allgemeinen erst spät in Erscheinung treten.

Neben der pathologisch gesteigerten Regeneration spielt, wie früher besprochen, bei der Entstehung von Blastomen die Disposition eine wichtige Rolle, die in einer verschiedenen Beeinflußbarkeit der Zellen durch verschiedene Schädlichkeiten zum Ausdruck kommt. So mag es zu erklären sein, daß die Teerpinselung nur bei bestimmten Tieren zur Geschwulstentwicklung führt (vgl. früher), daß beim Menschen gewisse Schädlichkeiten nur in einer bestimmten Zahl von Fällen Krebsentwicklung nach sich ziehen (vgl. Röntgenkrebse u. a.), und daß einzelne Individuen besonders leicht an Karzinom erkranken, vgl. z. B. die Beobachtung von Roesch, in welcher ein Paraffinarbeiter drei verschiedene Karzinome aufwies (einen Paraffinkrebs am linken Oberarm, einen Plattenepithelkrebs des rechten Hauptbronchus und ein Adenokarzinom des Magens). Über die Rolle der Disposition bei der Entstehung multipler Tumoren vgl. S. 22.

In einem Moment haben wir auf Grund vielfacher Erfahrungen aus der menschlichen Pathologie zweifellos eine Disposition zur Geschwulstentwicklung zu erblicken, das ist die embryonale Zellverlagerung. Manche Geschwülste haben ja diesen Vorgang direkt zur Voraussetzung, wie z. B. Lipome des Gehirnes oder der Nieren, aber auch für die große Mehrzahl der homoiotopen, typischen, histoiden Geschwülste gibt, wie schon früher ausgeführt, die Cohnheimsche Lehre, d. h. die Ableitung von verlagerten oder überschüssigen, bei der embryonalen Entwicklung unverbraucht liegengebliebenen Keimen die beste Erklärung.

Wir finden ferner häufig Tumoren an solchen Körperstellen, an welchen ursprünglich Spalten vorhanden waren, die sich erst während der embryonalen Entwicklung schließen (fissurale Geschwülste), an welchen also eine Zellverlagerung oder Verwerfung leicht zustande kommen kann. Dieselbe Erwägung kann bezüglich jener Geschwülste geltend gemacht werden, die an Stellen sich entwickeln, an welchen in der embryonalen Entwicklung verschiedenartige Gewebe zusammenstoßen und sich miteinander vereinigen oder umgekehrt eine Trennung ursprünglich einheitlich angelegter Organe erfolgt, also an den verschiedenen Körperostien, an gewissen Stellen des Verdauungstraktes usw. Ist in diesen Fällen eine Entstehung der Tumoren aus verlagerten embryonalen Keimen sehr wahrscheinlich, so kann sie für manche Tumoren wie für branchiogene Karzinome, für die Mischgeschwülste der Parotis oder für Geschwülste aus persistierenden Resten des Wolffschen oder

Müllerschen Ganges als sicher gelten (soferne man sich nicht der Auffassung von Mathias über die Progonoblastome anschließt, vgl. früher).

Hier sei auch nochmals an die von Rotter gemachte Annahme extraregionärer Geschlechtszellen als Grundlage der Geschwülste erinnert. Es muß allerdings dahingestellt bleiben, ob tatsächlich der embryonale Charakter des Gewebskeimes und seine Verlagerung, d. h. der Wegfall der normalen Wachstumshindernisse, beziehungsweise die potentielle Vermehrungsfähigkeit der Geschlechtszellen, die über das Maß jener der Somazellen hinausgeht, (im Sinne Rotters) allein ausreichen, um Geschwulstentwicklung zu bewirken, oder ob derartige Keime und Zellen nicht erst durch besondere Einflüsse zu blastomatösem Wachstum angeregt werden müssen. Unbedingt muß dies aber, wie schon früher besprochen, bei der Entwicklung unausgereifter, atypischer Geschwülste vorausgesetzt werden. Auch für diese Tumoren ist vielfach eine Entwicklung aus embryonal verlagerten Zellen höchst wahrscheinlich, wobei in manchen Fällen eine andauernde, durch verschiedenartige Schädlichkeiten ausgelöste und unterhaltene Regeneration in Betracht kommen könnte.

Eine zusammenfassende Betrachtung führt uns also in gleicher Weise wie B. Fischer zu dem Schlusse, daß zwei Vorgänge als Grundlagen der Geschwulstentwicklung sichergestellt erscheinen, einerseits die embryonale Keimverlagerung (oder extraregionäre Verlagerung von Geschlechtszellen?), anderseits die andauernde und gesteigerte Regeneration. Bei ersterer dürfte irgend ein auslösendes Moment erforderlich sein, welches zur Geschwulstentwicklung führt, bei letzterer dürften Disposition der betroffenen Zellen sowie Grad und Dauer der einwirkenden Schädlichkeit von Bedeutung sein. Die Disposition einzelner Zellen und Zellkomplexe zum Geschwulstwachstum kann angeboren sein, kann aber auch im postembryonalen Leben erworben werden[1]). Die Annahme Borsts, daß die Disposition zu Geschwülsten stets angeboren sein muß und auf krankhaften inneren Verhältnissen der Zellen beruhe, wird durch die Ergebnisse der modernen experimentellen Geschwulstforschung widerlegt. Die Schädlichkeiten, die Geschwülste hervorrufen, können verschiedener Art sein, wofern sie nur, wie früher erörtert, zu pathologisch gesteigerter Regeneration führen. Mit einiger Einschränkung könnte man vielleicht Alexander Fränkel beipflichten, wenn er aus dem vorliegenden Tatsachenmaterial den Schluß zieht: „Es wird vielmehr immer wahrscheinlicher, daß letzten Endes mehr oder weniger jede Noxe, jede Art von dauernder Gewebsschädigung zu einer karzinogenen werden kann, wenn auch zugegeben werden muß, daß nicht jede Körperstelle den hiefür gleich geeigneten Boden abgibt. Es ist ferner nicht von der

---

[1]) In neuerer Zeit gibt Elsner der Vermutung Ausdruck, die Gewebsdisposition zur Geschwulstentwicklung könnte Ausdruck einer Störung der hormonalen Versorgung der Zellen sein, also auf Schädigungen im endokrinen System beruhen. Es scheinen „vom endokrinen System Einflüsse auszugehen, die unter normalen Verhältnissen einen Schutz gegen die Krebswerdung der Epithelzellen gewähren, und in deren Fortfall wir wahrscheinlich einen wichtigen Faktor der Krebsdisposition zu erblicken haben.“

Hand zu weisen, daß die Variabilität der durch das Karzinom hervorgerufenen Krankheitsbilder nicht zum geringsten Teil auch von der im speziellen Fall in Betracht kommenden Noxe bedingt sein wird."

Selbstverständlich sind wir weit davon entfernt, in der hier entwickelten Anschauung über Entstehung der Geschwülste eine definitive Lösung dieses schwierigen Problems erblicken zu wollen, wir glauben aber, daß diese Vorstellungen ein Verständnis für viele Tatsachen aus dem Gebiete der Geschwulstpathologie ermöglichen.

Anhang

Umwandlung benigner in maligne Tumoren

Eine Frage, zu deren Beantwortung die im vorstehenden entwickelten Gesichtspunkte vielleicht herangezogen werden können, ist jene, ob und unter welchen Umständen eine Umwandlung sogenannter gutartiger in bösartige Geschwülste stattfindet. Viele Kliniker halten dies Vorkommnis für häufig und leiten hieraus die Notwendigkeit einer frühzeitigen Entfernung gutartiger Tumoren ab. Es erübrigt sich wohl, die einschlägigen Beobachtungen hier besonders anzuführen. Das bekannteste Beispiel bietet die Entwicklung von Melanosarkomen aus lange Zeit bestehenden, bis dahin vollkommen gutartigen Naevis. Aber auch von anderen Geschwülsten, Fibromen, Chondromen, Papillomen (z. B. der Harnblase), Schleimhautpolypen (z. B. des Magen-, Darmtraktes) ist es bekannt, daß sie nach jahrelangem Bestehen plötzlich ein rasches Wachstum aufweisen und nun alle Zeichen einer malignen Geschwulst darbieten. Ob sich in solchen Fällen tatsächlich die maligne Geschwulst aus einer gutartigen entwickelt hat, ist schwer zu erweisen. Hansemann betont mit Recht, „daß die Vorstellung von dem Übergang einer gutartigen Geschwulst in eine bösartige theoretisch auf sehr schwachen Füßen steht, so zuverlässig auch die klinischen Beobachtungen erscheinen. Ich meinesteils zweifle nicht an der Richtigkeit dieser Beobachtungen, aber über die subjektive Überzeugung kommt man da nicht hinaus". Tatsächlich erscheint manche klinische Beobachtung so eindeutig, daß man sich in einzelnen Fällen der Annahme eines Überganges von gutartigen in bösartige Geschwülste wohl kaum verschließen kann. Die Erklärung dieses Vorganges bietet aber genau die gleichen Schwierigkeiten wie die Entwicklung maligner Tumoren überhaupt, denn auch bei den gutartigen Geschwülsten haben wir ja mehr weniger ausgereifte Elemente vor uns, die nunmehr in ein überstürztes Wachstum geraten und jetzt unfertige, unausgereifte Zellen bilden. Borst lehnt daher die Annahme einer „malignen Degeneration" gutartiger Geschwülste ab und meint vielmehr, daß die betreffenden benignen Tumoren, die später maligne Eigenschaften aufweisen, „von vorneherein die Bedingungen einer stärkeren Wachstumsdegeneration in sich enthielten". Wachstumshemmende Faktoren halten die Geschwulst zunächst in Schranken; nach Wegfall derselben können unreife, die Zeichen malignen Wachstums darbietende Zellen neugebildet werden. Er meint also, daß die „Fähigkeit zu einer stärkeren Wachstumsentartung in den scheinbar gutartigen Geschwülsten, die später bösartig werden, von vorneherein enthalten ist", und erblickt eine Stütze hiefür darin, daß es meist ganz bestimmte Geschwulstarten sind, „welche erst ein gutartiges Stadium durchlaufen, ehe sie ihre wahre Natur hervorkehren". Uns erscheint es jedoch schwer vorstellbar, daß Geschwülste, die von Haus aus die Potenz malignen Wachstums in sich tragen, unter dem Einfluß wachstumshemmender Faktoren gleichsam ein Stadium der Latenz durchmachen; zum mindesten finden wir für diese Annahme keine Stütze in den Erfahrungen der Geschwulstpathologie. Umgekehrt können wir uns aber sehr wohl vorstellen, daß bei bestehender Disposition zu blastomatösem Wachstum, wie sie ja auch bei gutartigen Tumoren vorhanden sein muß, durch Vorgänge, die gesteigerte Regeneration auslösen, die Wachstumsfähigkeit und -schnelligkeit gutartiger Geschwülste wesentlich und über das gewöhnliche Maß hinaus gesteigert werden kann, und daß auf diese Weise, wie früher besprochen, unreife Zellen gebildet werden, also ein Übergang von gutartigen in bösartige Tumoren gelegentlich zustandekommen mag. Daß Geschwülste — namentlich an bestimmten Körperstellen — infolge ihres Sitzes, des Prominierens über die Umgebung usw. der Einwirkung von äußeren Schädlichkeiten häufiger und in höherem Grade ausgesetzt sein können als unverändertes Gewebe, ist leicht verständlich. So ist es begreiflich, daß Polypen des Magens und Darmes anscheinend relativ häufig in Karzinom übergehen (vgl. hiezu Versé: „ist . . . einmal erst eine adenomatöse Wucherung entstanden, so gibt diese wieder Anlaß zu manchen mechanischen Insulten, die ihrerseits wieder auf das Epithel einwirken und zu weiterer Proliferation es anregen. Und so sieht man dann in den Polypen zwischen den dichtgedrängten, hohen, zylindrischen Zellen solche auftauchen, die einen etwas größeren Kern haben, die ersteren verdrängen und schließlich in ganz atypische Formen an Ort und Stelle übergehen: die Karzinomzelle ist fertig!"). Dasselbe gilt mutatis mutandis für manche Papillome von Schleimhäuten oder der äußeren Haut, für manche Fibrome, Chondrome usw. Gewiß sind aber Übergänge gutartiger in bösartige Geschwülste, wofern sie überhaupt zuzugeben sind, nicht so häufig, daß die Schlußfolgerung abgeleitet werden müßte, gutartige Geschwülste möglichst frühzeitig zu entfernen. Im Sinne der hier entwickelten Anschauung würde es genügen, von den gutartigen Geschwülsten wiederholte Einwirkung von Schädlichkeiten nach Tunlichkeit fernzuhalten und nur jene Geschwülste, bei welchen derartige Einwirkungen unvermeidlich sind, abzutragen.

Ulcus pepticum und Ulkuskarzinom

Eine andere, ihrer praktischen Wichtigkeit wegen hier zu streifende Frage ist jene nach den Beziehungen zwischen Magenulkus und Magenkarzinom. Daß solche Beziehungen bestehen, und zwar sowohl in der

Richtung, daß sich auf dem Boden eines chronischen Magenulkus ein Karzinom („Ulkuskarzinom“) als umgekehrt auf einem Magenkarzinom ein Ulcus entwickeln kann, wird allgemein zugegeben, doch gehen die Ansichten der Autoren über die Häufigkeit des Ulkuskarzinoms weit auseinander. Gerade diese Frage ist aber praktisch sehr wichtig, da jene Autoren, die den Übergang eines Ulcus in Karzinom für häufig halten, hierin eine Indikation für frühzeitige Magenresektion bei Ulcus erblicken. Konjetzny (Lit.) zitiert folgende Angaben über die Häufigkeit des Ulkuskarzinoms: Hauser 7% Magenkarzinome auf Basis einer Narbe, 5 bis 6% auf Basis eines Ulcus, Borst 5·6% Ulkuskarzinom, Borrmann unter 63 Magenkarzinomen kein Ulkuskarzinom, ebenso Colmers unter 66 Magenkarzinomen und Pförringer unter 16 Magenkarzinomen kein Ulkuskarzinom, hingegen Matti 16½% und Wilson und Mac Carty gar 71% Ulkuskarzinome, Konjetzny selbst verfügt über 2% Ulkuskarzinome, Payr fand in 26% der resezierten Ulcera, Jedlicka gleichfalls in 26%, Mac Carty in 68%, Konjetzny in 3% Krebsbildung. G. Gruber fand in einer Untersuchungsreihe (Münchner Material) unter 302 bösartigen Tumoren, beziehungsweise 457 peptischen Affektionen des oberen Digestionstraktes siebenmal ein Karzinom nach Geschwür, also 2·3% der Tumoren, beziehungsweise 1·5 der peptischen Affektionen. Die entsprechenden Zahlen am Straßburger Material waren bei 139 bösartigen Tumoren und 170 peptischen Affektionen des oberen Digestionstraktes neun Fälle von Ulkuskarzinom, also 6·2% der Tumoren, beziehungsweise 5·2% der peptischen Affektionen. Wie ersichtlich, weichen die einzelnen Zahlen (vgl. hiezu auch die neue Zusammenstellung von Hauser) sehr beträchtlich von einander ab, was zweifellos zum großen Teil darauf zurückzuführen ist, daß die Entscheidung, ob im einzelnen Fall ein Ulkuskarzinom vorliegt oder nicht, sehr schwierig sein kann. Vielfach stützt sich die Diagnose auf die Krankengeschichte und auf das makroskopische Bild des Karzinoms. Berichtet die Anamnese über lange bestehende, anscheinend typische Ulkusbeschwerden und findet sich bei der Obduktion ein ausgebildetes Karzinom, so liegt die Vermutung nahe, daß der Tumor nicht so lange bestanden haben dürfte als die berichteten Beschwerden, daß vielmehr früher tatsächlich ein Ulcus bestanden hat. Diese Schlußfolgerung wird aber heute nicht mehr als zwingend anerkannt, da typische Ulkusbeschwerden auch bei der sogenannten chronischen Gastritis vorkommen sollen und auch diese Erkrankung nach Ansicht mehrerer Autoren (Hauser, Versé und andere) den Boden für eine Krebsentwicklung abgeben kann.

Auf Grund des makroskopischen Bildes kann die Entscheidung zwischen Ulkuskarzinom und Ulcus auf Karzinom nicht getroffen werden, da alle Merkmale des typischen Ulcus pepticum, trichterförmige Gestalt, Tieferragen der proximalen Seite des Geschwürsgrundes, starkes Überhängen der Schleimhaut auf der proximalen Seite, Weggestrichensein auf der distalen Seite, starke Aufsplitterung der Muskulatur an der distalen Seite usw. auch bei Entwicklung eines Ulcus auf dem Boden eines Karzinoms vorkommen sollen (Stromeyer). Stoerk hebt allerdings in neuester Zeit hervor, daß der radiären Raffung der Schleimhaut an den Rändern des Karzinoms Beweiskraft im Sinne eines Ulkuskarzinoms zukomme, da sie der Ausdruck eines eigenartigen Umbaues der Schleimhaut sei, der charakteristisch und pathognomonisch für das Ulcus callosum wäre. Die allgemeine Anschauung geht aber dahin, daß nur eine genaue, die ganze Ausdehnung des Geschwüres betreffende, histologische Untersuchung zur Entscheidung führen kann, ob tatsächlich ein Ulkuskarzinom vorliegt. Als Richtschnur für die Beurteilung galten lange Zeit die beiden von Hauser formulierten Merkmale des Ulkuskarzinoms: 1. „die am Geschwürsrande steil aufwärts gekrümmte, förmlich wie leicht eingerollte Muscularis, deren äußere Lage in scharfer Linie vom übrigen Geschwürsgrund abgegrenzt erscheint"; 2. die partielle krebsige Infiltration des Geschwürsgrundes. In letzterer Hinsicht betonte Hauser, daß bei Geschwüren der typischen Form mit völlig oder größten Teiles krebsfreiem Grunde und schmaler, krebsig infiltrierter Randzone mit Sicherheit eine Entstehung eines Karzinoms auf Grund eines Ulcus angenommen werden könne. („Das Fehlen der krebsigen Infiltration in dem Geschwürsgrund, bzw. ihre Beschränkung auf den Rand des Geschwüres ist das bedeutsamste und sicherste Merkmal für Ulkuskarzinom".) Mit Hilfe dieser Kriterien wird aber, wie Hauser bereits betonte, nur in einer kleineren Zahl von Fällen die Entscheidung möglich sein; denn in allen den Fällen, in welchen die Krebsentwicklung bereits zu weit vorgeschritten ist, wird die Entscheidung offen bleiben müssen. Hauser meint daher, „daß die krebsige Entartung des chronischen Magengeschwürs oder einer Magennarbe in der Wirklichkeit sehr viel häufiger vorkommen muß, als es jemals pathologisch-anatomisch oder klinisch festgestellt werden kann".

Aber auch bei partiell krebsigen Magengeschwüren schienen die von Hauser angegebenen diagnostischen Merkmale ihre Beweiskraft verloren zu haben, seit von Stromeyer und anderen (Peyser, Moszkowicz) die Möglichkeit betont wurde, daß in solchen Fällen ein primäres Karzinom durch ein sekundär sich entwickelndes Ulcus teilweise oder sogar vollständig eliminiert worden sei, daß hier „ein Überholen der Krebsentwicklung seitens der Geschwürsentwicklung" vorliege. Neuere Untersuchungen (Stoerk, Sternberg) haben aber diesen Einwand widerlegt und gezeigt, daß histologisch durch Berücksichtigung der von Hauser angegebenen Merkmale und ganz besonders auch durch den Nachweis des typischen kallösen Gewebes im Geschwürsgrund die Diagnose eines Ulkuskarzinoms oft mit Sicherheit gestellt werden kann. Diesbezüglich hat die Aussprache auf der Tagung der Deutschen pathologischen Gesellschaft in Würzburg nahezu vollständige Übereinstimmung unter den Pathologen ergeben, und allgemein wurde anerkannt, daß sich auf dem Boden eines chronischen Ulcus ein Karzinom entwickeln kann; wie oft dies der Fall ist, müssen weitere Untersuchungen zeigen. Von besonderem Interesse ist der Umstand, daß, wie aus den jüngsten Untersuchungen von Orator hervorgeht, es offenbar vorwiegend die präpylorischen Magengeschwüre sind, in welchen sich Karzinome entwickeln. Theoretisch ist die Entstehung des Ulkuskarzinoms im Sinne unserer früheren Ausführungen wohl verständlich, ja vielfach sind hier sogar gleichsam die Zwischenstufen nachweisbar, die sich bei der durch den Geschwürsprozeß ausgelösten und allmählich zum Karzinom führenden Regeneration ergeben müssen. Hauser beschrieb bereits die atypischen, heterotopen Drüsenwucherungen am Rand von Ulkusnarben und glaubt, daß aus diesen das Karzinom entsteht. Derselben Meinung ist Kaufmann. Lubarsch beschreibt gleichfalls Drüsenheterotopien am Grund des vernarbten oder vernarbenden Defektes sowie seitlich von der eigentlichen Narbe innerhalb der sehr stark verdickten Muscularis und ist der Überzeugung, daß diese heterotopen Epithelwucherungen in Karzinom übergehen können. Hier haben wir also einen deutlichen Beweis dafür, daß durch den chronischen Entzündungsprozeß die Proliferationsfähigkeit des Epithels gesteigert werden kann. Dadurch kommt es am Rand oder Grund des Geschwüres zu atypischen, weit in die Unterlage vordringenden Epithelwucherungen und bei weiterer Steigerung der Veränderung unter Umständen zum Karzinom. Ganz ähnliche Verhältnisse treffen wir auch in der Gallenblase an. Auch hier können unter dem Einfluß chronischer Entzündungen umfangreiche Epithelheterotopien sich entwickeln, die weit in die Muscularis, ja bis unmittelbar unter die Serosa vordringen und bisweilen, wie wir beobachten konnten, sehr großen Umfang erlangen können (vgl. die Mitteilung von Bodnar). Die Annahme liegt nahe, daß in solchen Fällen eine Steigerung des Prozesses zur Karzinomentwicklung führen kann.

Beziehungen zwischen Tuberkulose und Karzinom

In allen einschlägigen Darstellungen findet sich die Angabe, daß Rokitansky einen Antagonismus dieser beiden Erkrankungen angenommen hat, daß sie aber tatsächlich nicht selten gleichzeitig auftreten. Diese Angabe ist insoferne nicht ganz richtig, als die bezügliche Äußerung Rokitanskys wörtlich lautet: „Die bezüglichen Tatsachen, welche, wenn sie auch nicht durchgreifende ausnahmslose Normen abgeben, sich doch immerhin als beachtenswerte Ergebnisse vordrängen, sind: 1. Karzinom und Tuberkulose kommen nur in höchst seltenen Fällen nebeneinander vor . . .“ Auch Rokitansky kannte also das gleichzeitige Vorkommen von Karzinom und Tuberkulose, hielt es allerdings für weit seltener, als es tatsächlich ist. Wie zahlreiche Mitteilungen in der Literatur (vgl. Margarete Albrecht) und die Erfahrungen aller pathologischen Anatomen zeigen, kommt Kombination von Tuberkulose und Karzinom im selben Organismus relativ häufig vor, gar nicht so selten auch im selben Organ, ja mehrfach wird sogar Tuberkulose innerhalb eines Karzinoms angetroffen. Eine ältere Statistik über das Zusammentreffen von Karzinom und Tuberkulose stammt von Lubarsch. Von 340 Tuberkulösen waren 7·05% karzinomatös, von 456 nicht Tuberkulösen waren 8·1% karzinomatös; von 61 Karzinomatösen waren 39·3% tuberkulös, von 735 nicht Karzinomatösen waren 43% tuberkulös. Da er nur in ungefähr einem Fünftel aller Fälle von Krebs eine Kombination mit Tuberkulose fand, hält er dieses Zusammentreffen für relativ selten. Aus einer neueren Statistik von Reinhart ergibt sich (zitiert nach Albertini), daß bei nicht Tuberkulösen um 9% mehr Karzinome angetroffen werden als bei Tuberkulösen und daß anderseits die Zahl der an Tuberkulose erkrankten nicht Karzinomatösen um 20·4% höher ist als die entsprechende Zahl der Karzinomatösen. Reinhart schließt hieraus, daß die Kombination von Tuberkulose und Karzinom relativ häufig vorkommt, daß es sich aber in der Mehrzahl der Fälle um absolut inaktive oder ausgeheilte Tuberkulosen handelt. In den wenigen Fällen von Karzinom bei aktiver Tuberkulose zeige auch diese Tendenz zur Vernarbung.

Jedenfalls ist das Zusammentreffen von Karzinom und Tuberkulose nicht so selten, als es ursprünglich schien, und es entsteht daher die Frage, ob und welche Beziehungen in solchen Fällen zwischen beiden Krankheiten bestehen. Einerseits wäre es ja vorstellbar, daß eine bestehende Tuberkulose die Vorbedingungen für Karzinomentwicklung schaffe (z. B. chronische, vernarbende Lungentuberkulose für Bronchialkrebse oder tuberkulöse Darmgeschwüre für Darmkarzinome), anderseits könnte ein Karzinom, beziehungsweise die durch dasselbe hervorgerufene Kachexie, ebenso wie andere zu Erschöpfung führende Krankheiten Gelegenheit zu einem Aufflackern eines alten tuberkulösen Prozesses, beziehungsweise zu einer terminalen Ausbreitung desselben geben. Lubarsch unterscheidet in dieser Hinsicht vier Arten der Kombination von Tuberkulose und Karzinom: 1. Zu einer in Ausheilung begriffenen Tuberkulose tritt Karzinom hinzu. Diese Form der Kombination betrifft fast die Hälfte seiner Fälle; hier ist das Zusammentreffen beider Krankheiten ein rein zufälliges; die beiden Erkrankungen beeinflussen sich nicht. 2. Neben alten tuberkulösen Veränderungen finden sich noch frische Eruptionen (besonders häufig an den serösen Häuten) bei einem in vollster Ausbreitung befindlichen Karzinom. In diesem Falle ist anzunehmen, daß durch die allgemeine Krebskachexie der Nährboden für die noch überlebenden Tuberkelbazillen wieder günstig wurde, so daß es zu neuen Eruptionen kam. 3. Zu einem in vollstem Fortschreiten befindlichen Karzinom tritt eine frische tuberkulöse Erkrankung hinzu. Auch hier kann die Krebskachexie den Ausbruch der Tuberkulose begünstigt haben. 4. Während einer chronischen, immer fortschreitenden Tuberkulose entwickelt sich ein Krebs. Für diesen Fall ist es möglich, daß bei Vorhandensein einer Anlage zu Karzinom die Entwicklung desselben durch die Tuberkulose begünstigt wird, indem durch den schwächenden Einfluß dieser Erkrankung „die physiologischen Widerstände im Organismus wegfallen“. Theoretisch wäre noch eine fünfte Möglichkeit gegeben, daß nämlich beide Krankheiten zur selben Zeit entstehen.

Im allgemeinen wird man sich wohl den Schlußfolgerungen Lubarsch’ anschließen und bei der Häufigkeit beider Erkrankungen ein zufälliges Zusammentreffen derselben annehmen (vgl. auch Borst). Ebenso unterliegt es keinem Zweifel, daß, wie bereits angedeutet, in dem durch Karzinom erschöpften Organismus ein latenter tuberkulöser Herd leicht zu einer frischen Ausbreitung der Erkrankung führen kann. Fraglich ist allerdings die vierte von Lubarsch angeführte Kombinationsform, wenngleich auch wir der Meinung sind, daß auf dem Boden einer ausgeheilten Tuberkulose (im Sinne unserer früheren Ausführungen) ein Karzinom entstehen kann. Wenn sich in einer Lupusnarbe der Haut oder in der Wand einer Lungenkaverne ein Karzinom entwickelt, so liegt der Zusammenhang zwischen beiden Prozessen ziemlich klar zutage. Ebenso kann sich aber gelegentlich auch an anderen Körperstellen auf dem Boden einer alten tuberkulösen Veränderung ein Karzinom entwickeln, und man wird bei den früher erwähnten Beispielen (Bronchialkarzinom und Darmkarzinom) an diesen Zusammenhang denken müssen (selbstredend nur unter der Voraussetzung, daß sich die Tumoren auf tuberkulösen Narben entwickelt haben[1]).

Spontanheilung maligner Tumoren

Daß manche Formen ausgereifter Geschwülste sich spontan rückbilden können, z. B. Myome in der Menopause, ist bekannt, ebenso, daß gestielte Geschwülste durch Abschnürung ihres Stieles absterben und abgestoßen werden oder a. dgl. Es liegen aber mehrere Beobachtungen vor, in welchen über Spontanheilung bei bösartigen Geschwülsten berichtet wird. Gaylord und Clowes fanden in der Literatur bis zum Jahre 1906 14 einschlägige Fälle, und zwar zwei Epitheliome, einen Skirrhus der Mamma, ein malignes Adenom des Rectum, sieben Chorionepitheliome, ein Endotheliom und zwei Sarkome (Lit. auch bei Teilhaber und Edelberg, Strauß, Trinkler, Werner und Borchard). Orth beschrieb eine Bindegewebsneubildung in einem verkalkten Epitheliom, die eine Art von Organisation darstellt und als Heilungsvorgang angesprochen werden kann. Atrophie des Geschwulstparenchyms und Zunahme des Bindegewebes, die zur Schrumpfung führt, sind bei Karzinomen (namentlich bestimmter Organe, wie Mamma, Darm) nicht selten. Auch diese Skirrhusbildung kann bis zu einem gewissen Grade als spontaner Heilungsversuch angesprochen werden. In diesem Zusammenhang sei auch daran erinnert, daß, wie schon besprochen, eine große Zahl von verschleppten Krebszellen offenbar zugrunde geht, und daß nur vereinzelte Zellen zur Entwicklung von Metastasen führen. Bei den experimentell übertragenen Tumoren der Tiere wurde gleichfalls Spontanheilung beobachtet (vgl. Sticker u. a.). Die Erklärung dieses Vorganges ist sehr

---

[1] Hier sei auch erwähnt, daß nach R. Schmidt bei Krebskranken der Infektionsindex, d. h. die Zahl der überstandenen Infektionskrankheiten auffallend niedrig ist. „Der Szylla der Infektionskrankheiten ausweichend, würden wir der Charybdis des Krebses entgegensteuern.“

schwierig, dürfte auch wohl nicht einheitlich sein. Es ist auffallend, daß spontane Rückbildung relativ am häufigsten bei den Chorionepitheliomen (vielleicht auch des Mannes, vgl. Prym) beobachtet wurde, während diese Geschwulst sonst gerade zu den bösartigsten gehört. Vielleicht könnte man hier daran denken, daß es in einzelnen Fällen bei der reichlichen Dissemination von Geschwulstzellen zur Entwicklung von Zytolysinen (Autolysinen!) und so zur Zerstörung von Geschwulstknoten kommt. Für einzelne Knoten wäre auch an eine Zerstörung durch Blutungen, die ja beim Chorionepitheliom oft sehr ausgedehnt sind, und Organisation zu denken. In den seltenen Fällen von Spontanheilung von Karzinomen, woferne eine solche vorkommt (nach Borst ist sie noch nicht sicher festgestellt), wäre es vielleicht vorstellbar, daß die Epithelzellen die hochgetriebene Proliferations- und Wucherungsfähigkeit noch nicht dauernd erworben haben, vielmehr bei Nachlassen des die Regeneration veranlassenden Reizes allmählich wieder verlieren. Auf diese Weise wäre eine Rückbildung einer Geschwulst und Ersatz durch Bindegewebe vorstellbar. Eine Grundlage für diese Annahme liefern Erfahrungen, die bei der experimentellen Erzeugung von Tumoren durch Teerpinselung gemacht werden. In den ersten Monaten bilden sich — namentlich am Kaninchenohr — selbst umfangreiche Geschwülste wieder zurück, wenn die Teerpinselung ausgesetzt wird. Erst nach lange fortgesetzter Teerpinselung wachsen die Geschwülste auch nach Aussetzen der Behandlung weiter; nur eine kleine Zahl der Tumoren ist transplantabel, d. h. nur relativ selten erreichen die Tumorzellen den höchsten Grad der Autonomie.

Beziehungen zwischen Schwangerschaft und Wachstum von Tumoren, speziell von Karzinomen

Daß Myome des Uterus während einer Gravidität an Größe zunehmen und nach der Entbindung wieder kleiner werden, kann nicht Wunder nehmen, wenn man die hormonalen Einflüsse u. a. dgl. in Betracht zieht. Manche Autoren, wie z. B. Lindstedt, nehmen eine vermehrte Disposition einzelner Organe (Uterus, Mamma, Magen) zur Karzinomerkrankung während der Gravidität an; hieher gehört auch eine Beobachtung von Kaspar (Darmkarzinom bei Polyposis).

Auch der Einfluß der Schwangerschaft auf bestehende Uteruskarzinome wurde vielfach erörtert. Was die Häufigkeit dieser Kombination anlangt, so fanden (zitiert nach Schweitzer) Sarwey 1·6%, Glockner 1·74%, A. Mayer 1·6% Schwangere unter den untersuchten Karzinomen; Schweitzer hält die Häufigkeit für größer, Weibel fand jedoch nur 1% Gravide unter den untersuchten Karzinomen. Die Mehrzahl der Autoren nimmt an, daß in der Regel die Schwangerschaft zum bestehenden Karzinom hinzutritt, während nach den Untersuchungen von Weibel umgekehrt 13mal die Schwangerschaft der Karzinomentwicklung vorausgegangen und nur 9mal bei schon bestehendem Karzinom Schwangerschaft eingetreten ist; vier Fälle blieben zweifelhaft.

Vielfach wurde angenommen, daß das Karzinom in der Schwangerschaft rascher fortschreitet. Auch Schweitzer hat diesen Eindruck gewonnen, glaubt aber nicht, daß dabei seine Bösartigkeit zunimmt. Derselben Ansicht ist auch A. Mayer, und ebenso verläuft nach Weibel das Karzinom bei Schwangeren gewiß nicht bösartiger als ohne Gravidität. Damit würden auch die Ergebnisse der experimentellen Untersuchungen Graffs (bei dem transplantablen Rattensarkom) in Einklang stehen, aus welchen hervorgeht, daß Trächtigkeit dem Wachstum des Tumors im allgemeinen nicht günstig ist. Fellner fand, daß Injektion von femininem Sexuallipoid (Lipoid der Placenta) das Wachstum der transplantabeln Mäusekarzinome hemmt. Er erblickt in dem Ausfall dieser Versuche eine weitere Stütze dafür, daß Schwangerschaft einen gewissen Schutz gegen das Wachstum des Krebses gewährt. Zu analogen Schlußfolgerungen gelangte Kok.

Peller zog aus umfänglichen statistischen Untersuchungen den Schluß, daß mit der ersten und zweiten Gravidität die Häufigkeit des Kollumkarzinoms bei den Frauen zunimmt, mit weiteren Graviditäten aber abnimmt. Bei Zusammenfassung der Genital- und Mammakarzinome gelangt er zu dem Ergebnis, „daß Konzeption oder Schwangerschaft einen Schutz gegen das Karzinom hinterläßt". Diese Behauptung wird allerdings von vielen Seiten, so jüngst von Weibel, als unrichtig zurückgewiesen.

In diesem Zusammenhang sei auch daran erinnert, daß die Abderhaldensche Reaktion oft bei Schwangerschaft und Karzinom gegenseitig positiv ist, und daß sich das Serum Gravider bei der Freund-Kaminerschen Zellzerstörungsreaktion wie das Serum Karzinomatöser verhält. Freund hebt aber nachdrücklich hervor, daß auch er in diesem Verhalten des Serums allein noch kein genügendes Moment für Entstehung des Karzinoms erblickt, daß vielmehr noch andere Faktoren hinzutreten müssen.

Statistiken

Die verschiedenen Sammelforschungen über die Häufigkeit der malignen Geschwülste im allgemeinen und der Krebse im besonderen, über die Beteiligung der verschiedenen Geschlechter, der verschiedenen Altersstufen, der einzelnen Organe, über Einfluß der Rasse, des Klimas, der Lebensweise, der Beschäftigung, über Vererbbarkeit der Tumoren und viele andere Fragen führten zu vielfach einander widersprechenden Ergebnissen. Es liegt ja auf der Hand, daß alle diese Statistiken mit großen Fehlerquellen (ungleiche Beteiligung der befragten Ärzte, Mangel einer ärztlichen Leichenschau an vielen Orten, Fehler der Diagnose usw., vgl. z. B. Dollinger) arbeiten, und daß eigentlich nur solche Statistiken verwertbar sind, die sich auf ein großes Sektionsmaterial stützen (vgl. die S. 32 zitierten Worte von H. G. Wells). In den vorliegenden größeren Sammelforschungen weichen z. B. die Zahlen für die Krebsmorbidität und -mortalität in den einzelnen Ländern so weit voneinander ab, daß ihre Wiedergabe keinen Zweck hätte (vgl. z. B. Buday, Dollinger, Weinberg u. a. Neuere Statistiken siehe bei Schamoni, Voltz, Peller, Petzold.) Aus allen Berichten ergibt sich übereinstimmend eine Bestätigung der bekannten Tatsache, daß der Krebs vornehmlich eine Krankheit des vorgerückteren Alters ist, und daß das weibliche Geschlecht in höherem Grade betroffen ist als das männliche (in der Schweiz hingegen ist einer Statistik zufolge die Zahl der krebskranken Männer und Frauen annähernd gleich.) Die größere Zahl von krebskranken Frauen erklärt sich zweifellos aus der Häufigkeit des Mamma- und Uteruskarzinoms; dementsprechend ist (vgl. eine dänische Statistik) das Karzinom im Alter von 35 bis 55 Jahren bei Frauen weit häufiger als bei Männern, während sich interessanterweise die Differenz später einigermaßen ausgleicht; im Alter von 55 Jahren ist die Häufigkeit des Karzinoms bei Männern und Frauen annähernd gleich, in den höheren Altersstufen bei Männern etwas größer als bei Frauen. Von mehreren Seiten wird ferner auf Grund von Sammelforschungen auf eine stetige Zunahme der Krebskrankheit geschlossen, eine kritische Beurteilung zeigt jedoch, daß diese Schlußfolgerung keineswegs bewiesen ist[1]). In erster Linie ist zu bedenken, daß die Diagnosenstellung im Laufe der Jahre immer exakter geworden ist, daß infolge der verbessertenUntersuchungsmethoden, teilweise auch infolge der häufigeren operativen Eingriffe usw. an Stelle nichtssagender Verlegenheitsdiagnosen, wie Auszehrung, Altersschwäche usw. jetzt vielfach die Geschwulstdiagnose getreten ist. Ganz besonders kommt in dieser Hinsicht in Betracht, daß die Zahl der Krankenhäuser und der in Anstaltsbehandlung tretenden Kranken sehr beträchtlich zugenommen hat, und daß dementsprechend die Zahl der Obduktionen auch sehr wesentlich angestiegen ist. Wenn also die Ziffer der Krebstodesfälle jetzt größer ist als früher, so dürfte sich dies vor allem dadurch erklären, daß eben weit häufiger die genaue und richtige Diagnose gestellt wird. Nur ein Vergleich gleichartigen, d. h. mit gleicher Genauigkeit untersuchten Materials aus verschiedenen Jahren könnte Klarheit darüber bringen, ob die Krebskrankheit tatsächlich zugenommen hat. In dieser Hinsicht ist es nun von Interesse, daß (einer mündlichen Mitteilung Paltaufs zufolge) bei einer großen Leipziger Lebensversicherungsanstalt während eines Zeitraumes von etwa 30 Jahren keine Zunahme der Krebskrankheit festgestellt werden konnte. Überdies wäre eine gewisse Zunahme des Karzinoms nicht verwunderlich, da ja infolge der Verbesserung der Lebensbedingungen und hygienischen Verhältnisse weiterer Kreise der Bevölkerung und ganz besonders infolge der erfolgreichen Bekämpfung der Infektionskrankheiten und der Verhütung von Epidemien derzeit eine größere Zahl von Personen das „krebsfähige" Alter erreicht als früher. Hinsichtlich der Häufigkeit, mit welcher die verschiedenen Organe primär an Karzinom erkranken, scheinen nach den vorliegenden Berichten in

---

[1]) Auch Peller findet bei Untersuchung der Krebssterblichkeit in einigen Großstädten keinen Anhaltspunkt für die Richtigkeit der Annahme, daß der Krebs in Zunahme begriffen ist.

dieser Beziehung in den einzelnen Ländern große Verschiedenheiten zu bestehen, doch ist es klar, daß gerade für die Beantwortung dieser Frage, insbesondere soweit es sich um die primäre Erkrankung der inneren Organe handelt, nur große Obduktionsstatistiken verwertet werden können, während den gewöhnlichen Sammelforschungen zu viele Fehler anhaften.

In letzter Zeit wird von vielen Seiten auf die ganz besondere Zunahme der Lungen- und Bronchialkrebse hingewiesen und die Ursache hiefür meist in der Zunahme des Straßenstaubes (zum Teil durch den immer mehr anwachsenden Automobilverkehr, Materna, Aßmann) erblickt, während Berblinger an einen Zusammenhang mit den vorhergegangenen Grippeepidemien denkt.

Diagnose

Das Bestreben, durch Untersuchung des Patientenserums eine spezifische Tumorreaktion zu finden, führte dazu, die verschiedenen, in der Immunitätslehre üblichen Untersuchungsmethoden auch für die Diagnose der Tumoren, speziell der Karzinome, zu verwenden. In dieser Absicht wurden die Präzipitin-, Komplementbindungs-, Meiostagmin-, Abderhaldenreaktion und andere mehr herangezogen, vgl. hiezu die ausführlichen Referate von Paltauf und von Herxheimer. Von der Freund-Kaminerschen Reaktion war schon S. 13 die Rede.

Die praktische Verwertbarkeit dieser Reaktion hat mehrfache Nachprüfungen erfahren. So erhielten Ranzi und Amiradzibi 75% richtige Diagnosen, Arzt und Kerl bei Geschwülsten 83% richtige, 17% unrichtige Diagnosen, bei nicht karzinomatösen 87·5% richtige, 12·5% unrichtige Diagnosen, Stämmer 80% richtige Diagnosen. Kraus und Graff fanden, daß das menschliche Nabelblutserum Karzinomzellen nicht auflöst, sich also konstant wie Karzinomserum verhält. Bei malignen Tumoren erhielten Kraus, Graff und Ranzi 71·4% richtige, 25% unrichtige Diagnosen, bei anderen Erkrankungen und bei gutartigen Geschwülsten 61·2% richtige, 15·3% unrichtige Diagnosen; 2·3% der Fälle lösten die Zellen teilweise auf. Ishiwara untersuchte die Reaktion bei den mit dem Lewinschen Sarkom geimpften Ratten und fand, daß sie auch bei bestehendem Tumor fehlen könne. Im allgemeinen trat sie auf, wenn der Tumor ungefähr 30 Tage alt war. Nach Exstirpation der Geschwulst besitzt das Serum das gleiche Abbauvermögen gegenüber den Sarkomzellen wie das Serum normaler Tiere. Frankenthal hält die Reaktion weder für konstant noch für spezifisch. Koritschoner und Morgenstern suchten die Freund-Kaminersche Untersuchungsmethode dadurch exakter zu gestalten, daß sie an Stelle der Zellzählung in der Thoma-Zeißschen Zählkammer die Untersuchung des Serums mit Hilfe des Eintauchrefraktometers setzten. Löst das Serum Zellen auf, so müssen Stoffe in Lösung gehen und muß dadurch der Brechungsindex des betreffenden Serums erhöht werden (näheres vgl. im Original). Mit dieser Methode erhielten Koritschoner und Morgenstern nahezu 100% positive Resultate (unter 38 Karzinomseris nur einmal Abbau von Karzinomzellen). Nather und Orator bedienten sich der gleichen Methode und führten auch eine Reihe von Kontrolluntersuchungen aus. Von 22 Karzinomfällen ergaben

16 ein positives Resultat, während in 6 Fällen sich das Serum wie bei karzinomfreien Patienten verhielt. Es ergab sich aber des weiteren, daß bei nicht karzinomatösen Personen jenseits des 45. Lebensjahres das Serum sich in etwa 78% der Fälle verhielt wie das Serum karzinomatöser Personen, d. h. Krebszellen nicht auflöste. Nun hat schon früher Kaminer angegeben, daß die Auflösungsfähigkeit des Serums karzinomfreier Individuen mit zunehmendem Alter abnimmt. Das Serum von Kindern von 1 bis 14 Jahren löst 16 bis 4 mal stärker als das Serum Erwachsener; im höheren Greisenalter sinkt die Zerstörungsfähigkeit unter die Norm, das Serum zerstört zwar noch Karzinomzellen, verliert aber diese Fähigkeit, wenn man es auf die Hälfte verdünnt. Nather und Orators Befunde gehen, wie ersichtlich, weit darüber hinaus, in ihrer Schlußfolgerung nähern sie sich aber dem Standpunkte Freunds und Kaminers, indem sie die Reaktion als Ausdruck einer Krebsdisposition ansehen.

In neuerer Zeit schlug Boyksen vor, die nach intrakutaner Injektion geringer Mengen Abderhaldenschen Krebsheilserums auftretende Hautreaktion bei gewissen Karzinomen diagnostisch zu verwerten, doch ist diese Reaktion nach Eggers unsicher und nicht spezifisch. (Wigand berichtet, daß ein Serum mit einer Zuverläßlichkeit von 86% zur Diagnose Adenokarzinom beim Menschen zu verwenden war. Nach Bott versagt auch die Wigandsche Methode bei beginnenden Karzinomen und ist nicht spezifisch.

Das von Kahn zur Karzinomdiagnose vorgeschlagene Verfahren beruht auf seinen S. 12 erwähnten Untersuchungen und geht auf den Nachweis der hydrophilsten Eiweißfraktion (Albumin A) aus, die in $37{\cdot}2\%$ Ammonsulfatlösung noch löslich ist und durch Kochen koaguliert wird. Diese Reaktion ist jedoch nach Laux nicht spezifisch für maligne Tumoren, da sie sowohl bei Fällen ohne Tumor positiv als im Tumorfällen negativ ausfallen kann. Im wesentlichen zu den gleichen Ergebnissen kommen neuerdings Nelken und Glücksmann.

Wie immer man den Wert dieser und anderer ähnlicher Reaktionen einschätzen mag, sicherlich vermag keine derselben die histologische Untersuchung zu ersetzen. In manchen Fällen ist es nun leicht, auch aus relativ kleinen Stückchen ein Urteil darüber zu gewinnen, ob ein Blastom vorliegt, beziehungsweise welcher Art es ist. Anderseits kann aber diese Diagnose oft sehr schwierig sein und auch für den Geübten eine unlösbare Aufgabe darstellen, namentlich wenn nicht die ganze Geschwulst, sondern nur wenig und vielleicht auch ungünstig entnommenes Material (oberflächliche Teilchen, nekrotische Partien, usw.) zur Verfügung steht. Selbst der Erfahrenste wird unter Umständen im Zweifel sein, ob im gegebenen Fall ein Granulationsgewebe oder ein Blastom vorliegt (z. B. bei Probeexzisionen aus den oberen Luftwegen), ob es sich bei Probekurettements um eine sogenannte Endometritis villosa oder um ein Korpuskarzinom handelt, ob eine Geschwulst einer Extremität als zellreiches Fibrom oder als Fibrosarkom anzusprechen ist usw. Die Beispiele ließen sich beliebig vermehren. Insbesondere die Frage nach der Gutartigkeit oder Bösartigkeit einer Geschwulst, die ja den Praktiker am meisten interessiert, ist oft schwer oder gar nicht zu beantworten.

Nach Lubarsch können wir auf Grund der histologischen Untersuchung nur sagen, daß eine Geschwulst zu jenen gehört, die für gewöhnlich oder häufig gefährlich werden; wir können aber nicht mit Sicherheit sagen, daß sie immer gutartig oder bösartig ist. Kann man in seinem Urteil auch oft weiter gehen, so wird selbst der Geübteste sich in manchen Fällen auf diese vorsichtige Fassung beschränken müssen, ja bisweilen nicht einmal so viel aussagen können. Die Schwierigkeit der Diagnose wird oft noch überflüssigerweise dadurch erhöht, daß dem Untersucher keinerlei Angaben über das zu untersuchende Material vorliegen. Auf die Wichtigkeit der Anamnese hat schon Hansemann in seiner mikroskopischen Diagnostik der bösartigen Geschwülste mit Recht hingewiesen. Angaben über Alter und Geschlecht des Trägers der Geschwulst, sowie über ihren Sitz, ihre Größe, die Schnelligkeit ihres Wachstums und allfällige wichtige klinische Symptome sind, wie Hansemann mit mehreren Beispielen belegt, und wie jeder Untersucher aus eigener Erfahrung bestätigen wird, für eine genaue Diagnose vielfach unerläßlich. Man wird sich durch diese Angaben gewiß nicht beeinflussen lassen, sie in vielen Fällen aber bei der endgültigen Beurteilung nicht entbehren können, da beispielsweise histologisch vollkommen gleichartige Bildungen bei älteren und jüngeren Personen eine verschiedene Bedeutung haben können. Auf die Technik der histologischen Untersuchung kann hier nicht eingegangen werden[1]). Daß die histologische Diagnose nicht immer bei dem ersten Blick in das Mikroskop gestellt werden kann, daß vielmehr oft mehrere, nach verschiedenen Methoden gefärbte und sorgfältig hergestellte Präparate durchmustert werden müssen, versteht sich zwar eigentlich von selbst, wird aber von dem Praktiker leider manchmal übersehen.

Die Anschauungen über Ursache, Entstehung und Wesen der Geschwülste haben im Laufe der Zeit oft gewechselt, sie waren im allgemeinen stets von der jeweils in der Medizin herrschenden Denkweise und Forschungsrichtung abhängig. Im vorstehenden wurde gezeigt, zu welcher Auffassung des Geschwulstproblems die anatomischen Erfahrungen und besonders die Ergebnisse der experimentellen Geschwulstforschung uns heute führen. Vorsichtige Beurteilung und kritische Wertung des vorliegenden Tatsachenmaterials sprechen dafür, daß wir uns nunmehr auf dem richtigen Weg befinden und berechtigen zu der Hoffnung, daß wir auf diesem Wege zu weiterer Erkenntnis und vielleicht auch zu praktischen Erfolgen gelangen werden. Anderseits dürfen wir aber nie vergessen, daß auch die Wissenschaft ein Kind ihrer Zeit und daher Fehlschlüssen preisgegeben ist, daß die Wahrheit von heute vielleicht schon morgen als Irrtum erkannt wird!

---

[1]) Die Besprechung der Therapie der Geschwülste (Lit. bei Herxheimer) fällt nicht in den Rahmen dieser Darstellung. Eine übersichtliche, zusammenfassende Besprechung der medikamentösen Therapie, Organtherapie usw. gibt R. Köhler im Handbuch von Halban und Seitz: „Biologie und Pathologie des Weibes," Band II, vgl. ferner die Referate von Blumenthal u. a.

Systematik der Geschwülste

Einteilung der Geschwülste

Für die Einteilung der Geschwülste könnten verschiedene Gesichtspunkte in Betracht kommen, aber schon Virchow betont, daß wir „unglücklicherweise weder durch die Chemie noch durch die Physiologie Anhaltspunkte haben" und daher von einer „anatomisch-genetischen" Grundlage ausgehen müssen. Dieser Standpunkt ist auch heute noch maßgebend. Allerdings hat Hansemann darauf hingewiesen, daß wir nur bei wenigen Tumoren imstande sind, ihre Histogenese mit einiger Sicherheit zu erschließen, und hat deshalb einzig das morphologische Einteilungsprinzip als praktisch durchführbar bezeichnet. Wenn auch gewiß zugegeben werden muß, daß die Beurteilung der Histogenese eines Tumors oft sehr schwierig ist, so wird man trotzdem, wo irgend möglich, die histogenetische Ableitung versuchen und die Einteilung der Geschwülste gemeinsam nach morphologischen und histogenetischen Gesichtspunkten vornehmen. Dementsprechend werden heute allgemein vier Hauptgruppen von Tumoren unterschieden: 1. Geschwülste, die aus Bindesubstanzen bestehen, beziehungsweise sich von solchen ableiten, Bindesubstanztumoren oder histioide Tumoren[1]), 2. epitheliale Tumoren, an deren Aufbau aber teilweise auch Bindegewebe (in gleicher Weise, wie an der Zusammensetzung der Haut und der Schleimhäute) beteiligt ist, daher besser als fibroepitheliale Tumoren bezeichnet, 3. Endotheliome und Peritheliome, von welchen erstere von den Endothelien der Blut- und Lymphgefäße oder von den Deckzellen der Meningen, der Pleura oder des Peritoneum ausgehen sollen, letztere von Zellen abgeleitet werden, die der Außenfläche der Kapillaren direkt aufsitzen, 4. Mischgeschwülste, in welchen mehrere Gewebsarten selbständiges, blastomatöses Wachstum aufweisen.

---

[1]) In dieser Einteilung soll also das Wort histioid vorwiegend die Histogenese der Geschwulst zum Ausdruck bringen, während Virchow mit dieser Bezeichnung einen anderen Sinn verband. Er unterschied zwischen Geschwülsten, die nur aus einer einzigen Gewebsart, nur aus Parenchym bestehen sollen — histioide Tumoren — und solchen, bei welchen eine deutliche Trennung zwischen einem spezifischen Parenchym und einem unspezifischen Stroma besteht — organoide Tumoren. Wir wissen aber heute, daß alle Geschwülste Parenchym und Stroma haben, wenn auch bei den Bindesubstanzgeschwülsten das Stroma stark zurücktritt, beziehungsweise vom Geschwulstparenchym nicht scharf geschieden ist, da es der gleichen Gewebsart angehört wie dieses (monoblastische Geschwülste Polak-Daniels). Obwohl also die Bezeichnung histioide Tumoren heute eine andere Bedeutung hat, so umfaßt sie doch im wesentlichen dieselben Geschwülste wie in der Einteilung Virchows. Allerdings gibt es manche Tumoren, namentlich unter den Sarkomen, die im Sinne der heutigen morphologisch-histogenetischen Einteilung zu den histioiden (Bindesubstanz-) Geschwülsten gezählt werden, obwohl sie einen ausgesprochen organoiden Bau (im Sinne Virchows) haben.

Zur ersten Gruppe werden nicht nur die Geschwülste der Bindesubstanzen im engeren Sinn, also Fibrome, Lipome, Myxome, Chondrome und Osteome, sondern — obzwar diese Gleichstellung wenig berechtigt ist — auch die Geschwülste des Muskel-, Nerven- und Gefäßgewebes, also Myome, Gliome, Neurome und Angiome, gerechnet. Zu der zweiten Gruppe gehören die Geschwülste des Oberflächen- und Drüsenepithels, die Papillome, Adenome, Kystome. Eine stark umstrittene Stellung nehmen die Endo- und Peritheliome ein. Da die Anschauungen darüber, welche Zellen als Endothelien aufgefaßt werden dürfen, weit auseinandergehen, ist die Umgrenzung des Endothelioms sehr schwierig. Entsprechend den Eigenschaften der Mutterzellen zeigt ein Teil der hiehergehörigen Geschwülste Übergänge zu den epithelialen Tumoren, ein anderer Teil zu den histioiden Tumoren, und so werden Geschwülste, die von einer Reihe von Autoren zu den Endotheliomen gezählt werden, von anderen teils zu den Karzinomen, teils zu den Sarkomen, beziehungsweise Angiosarkomen gerechnet. Nach Ribbert „bleibt jedenfalls nicht viel übrig, was den Namen Endotheliom verdient oder was zur Zeit noch vorläufig in Ermangelung einer besseren Deutung so bezeichnet werden dürfte". Umgekehrt möchte Borst an dem Namen Endotheliom unbedingt festhalten, da die Endothelien eine ganz eigenartige Zellart darstellen. Er hält es daher „für durchaus geboten, auch die Geschwülste, die von dieser besonderen Zellart ausgehen, besonders zu benennen und dadurch von den anderen großen Geschwulstgruppen abzutrennen". Im allgemeinen mehren sich aber heute die Stimmen, die — wohl mit Recht — zur Vorsicht bei der Diagnose Endotheliom mahnen (vgl. R. Meyer), wenn auch ziemlich allgemein zugegeben wird, daß diese Bezeichnung für manche Fälle nicht zu entbehren ist. Ähnlich wie mit den Endotheliomen verhält es sich mit den Peritheliomen. Ribbert hält ihre Existenz für „höchst fragwürdig". Die Gruppe der Mischgeschwülste im engeren Sinn umfaßt recht verschiedene, oft sehr kompliziert gebaute Bildungen, die zum Teil keine wahren Blastome, sondern Mißbildungen darstellen (vgl. später).

In jeder dieser Gruppen können je nach dem Grad der Gewebsreife ausgereifte und unausgereifte Formen unterschieden werden. Die unausgereiften histioiden Tumoren werden als Sarkome, die unausgereiften epithelialen Geschwülste als Karzinome bezeichnet.

Die Benennung der einzelnen Geschwulstformen richtet sich — leider — nicht nur nach ihrer Zugehörigkeit zu einer dieser vier Gruppen, sondern vielfach sind besondere Bezeichnungen gebräuchlich. So werden mit Vorliebe für charakteristische Geschwülste der einzelnen Organe durch Anhängen der Silbe om[1]) an den Namen des Organes neue Geschwulstbezeichnungen geprägt (z. B. Cerebrom, Pneumom, Hepatom,

---

[1]) Der Brauch, mit Hilfe der Silbe „om" Geschwulstnamen zu bilden, ist schon recht alt. So schlug Heschl schon im Jahre 1878 in einem Aufsatz „Zur Systematik der Geschwülste" die Bezeichnungen Diktyom für Geschwülste vom Bau des retikulären Bindegewebes und Atraktom für Spindelzellengeschwülste vor.

Nephrom usw.). Auch gewisse auffällige Veränderungen des Geschwulstparenchyms gaben Veranlassung für eine besondere Benennung, z. B. Cylindrom, Psammom. Obwohl die Geschwulstlehre auf diese Weise bereits über einen ziemlichen Reichtum an Namen verfügt, tauchen immer noch neue Geschwulstbezeichnungen auf und die Worte Hansemanns haben auch heute noch Geltung: „Wenn irgendein Untersucher eine Geschwulst beobachtet, die ihm nicht vollständig mit schon bekannten Geschwülsten übereinzustimmen scheint, ja oft nur in ganz nebensächlichen Erscheinungen von bekannten Geschwülsten abweicht, so pflegt er sofort einen neuen Namen dafür zu erfinden". Die Verwirrung in der Nomenklatur wird ferner dadurch gesteigert, daß auch die üblichen Geschwulstbezeichnungen in verschiedener Weise angewendet werden. So wird z. B. unter Adenokarzinom ein Zylinderzellenkrebs mit der Bildung von Drüsenschläuchen verstanden, während Borst es für richtiger hält, diese Bezeichnung für eine Kombination von Adenom und Karzinom anzuwenden, die gemeinte Krebsform aber als Carcinoma adenomatosum zu bezeichnen. Zweifellos wäre eine einheitliche Regelung der Nomenklatur auf dem Gebiet der Tumoren dringend notwendig.

A. Histioide Tumoren

I. Ausgereifte Formen

1. Bindesubstanzgeschwülste im engeren Sinne

Die Zellen dieser Tumoren zeigen weitgehende Differenzierung, sind daher den Zellen des Muttergewebes sehr ähnlich und weisen meist nur geringe Atypien auf. Sie bilden auch in gleicher Weise wie die Zellen des Muttergewebes die entsprechende Grundsubstanz (Bindegewebe, Knorpel usw.), so daß im mikroskopischen Präparat — zum Unterschied von den unausgereiften Bindesubstanzgeschwülsten oder Sarkomen — meist ein ziemlich gleichmäßiger Wechsel zwischen Zellen und Grundsubstanz zu sehen ist; in den älteren Anteilen dieser Tumoren überwiegt sogar häufig die Grundsubstanz über die Zellen.

a) Fibrom

Es handelt sich um vom Bindegewebe ausgehende Geschwülste wechselnder Größe, die vorzugsweise in der äußeren Haut und in Schleimhäuten, oft in Form breit aufsitzender oder gestielter, polypöser Bildungen (Abb. 1), sowie in manchen inneren Organen (wie Uterus und Ovar) vorkommen. Nach ihrer Konsistenz werden harte und weiche Fibrome unterschieden. Das Fibroma durum, das bisweilen eine beträchtliche Größe erreicht, ist am Durchschnitt sehnig-weiß und läßt schon mit freiem Auge vielfach sich durchflechtende Bündel und Züge derber Fasern erkennen. Im histologischen Bild treten die spindligen Bindegewebszellen hinter den derben Bindegewebsfasern zurück. Letztere sind bei den besonders harten Formen (auch D e s m o i d e genannt) sehr breit. Analoge Bildungen, in welchen die Grundsubstanz breite, homogene, kallöse, manchmal wie verquollene Balken darstellt, werden als Keloide bezeichnet.

Das F i b r o m a m o l l e bildet in der Regel kleinere, nicht selten multipel auftretende, weiche, am Durchschnitt graurötliche Knoten, vorzugsweise im Unterhautzellgewebe und an Nerven. Histologisch ist es durch einen großen Reichtum an kleinen Bindegewebszellen charakterisiert, zwischen welchen zarte Bindegewebsfasern gelegen sind. Namentlich an den Hautnerven können sie in großer Zahl in Form verschieden großer,

erbsen- und bohnengroßer, doch auch über faustgroßer Tumoren auftreten (Fibroma molluscum multiplex).

Bei besonderem Reichtum an Blut- oder Lymphgefäßen wird von Fibroma teleangiectaticum oder, falls die Geschwulst weite, auch konfluierende Bluträume enthält, von Fibroma cavernosum, beziehungsweise Fibroma lymphangiectaticum und cysticum gesprochen. Kommt es zu Verkalkung oder Verknöcherung, so wird die Geschwulst als Fibroma petrificum, beziehungsweise ossificans bezeichnet. Dem Fibroma myxomatodes liegt in der Regel nicht eine wirkliche schleimige Umwandlung, sondern eine starke ödematöse Durchtränkung des Gewebes zugrunde, wodurch es

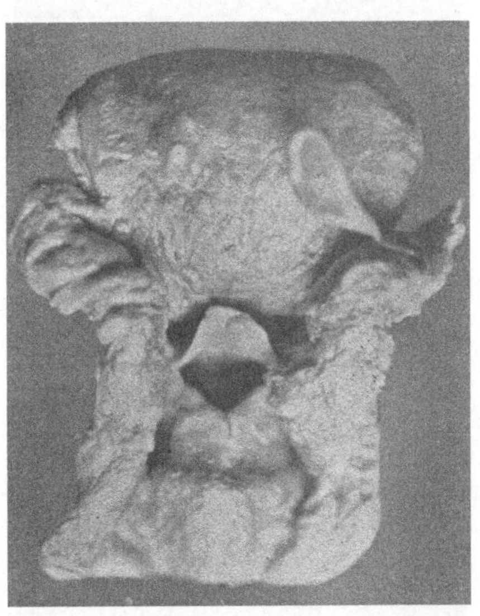

Abb. 1. Polypöses Fibrom der Tonsille

eine schleimig-sulzige Konsistenz und gallertiges Aussehen erhält. Die an Nerven vereinzelt oder multipel vorkommenden Bindegewebsgeschwülste werden auch als N e u r o f i b r o m e, F i b r o m a n e u r i u m oder falsche Neurome bezeichnet. Sie finden sich sowohl an marklosen als an markhaltigen Nervenfasern, liegen denselben seitlich an oder umschließen sie, bisweilen splittern sich die einzelnen Nervenfasern in der Geschwulst auf, so daß in größeren Abständen isolierte markhaltige Nervenfasern strahlig durch die Geschwulst hindurchziehen. Durch Entwicklung zahlreicher Fibrome im Verlauf eines Nerven kommt es zu multiplen, rosenkranzartigen Anschwellungen desselben und zur Ausbildung von vielfach verschlungenen Geflechten oder Konvoluten unregelmäßig verdickter Nervenstränge, p l e x i f o r m e s N e u r o m, beziehungsweise R a n k e n n e u r o m. Die Bindegewebsnatur der multiplen Neurofibrome (R e c k l i n g h a u s e n s N e u r o f i b r o m a t o s e, Abb. 2) wird vielfach in Abrede gestellt, vielmehr wird ihr Gewebe als neurogenes Ge-

webe gedeutet, das von den Nervenfaserzellen selbst oder entsprechenden
embryonalen Zellen abstammt. Im Sinne dieser Auffassung werden die
Geschwülste als Neurinome bezeichnet und teils direkt zu den
Neuromen gezählt (vgl. später) oder denselben als Tumoren nervöser
Natur wenigstens an die Seite gestellt (Verrocay). Es kann jedoch
keinem Zweifel unterliegen, daß bei einem Teil dieser Geschwülste echtes
Bindegewebe wesentlich, vielleicht sogar ausschließlich an dem Aufbau
der Geschwulst beteiligt ist, so daß
neben Neurinomen auch wirkliche
Fibrome der Nerven zu unterschei-
den sein dürften.

Große klinische Bedeutung
haben gewisse Fibrome des Nasen-
Rachenraumes, die namentlich
bei männlichen Individuen im Pu-
bertätsalter gelegentlich auftreten.
Trotz ausgesprochen destruierenden
Wachstums und Neigung zu Rezidivbildung nach Entfernung zeigen
sie bei histologischer Untersuchung
oft das Bild einer ausgereiften Bindegewebsgeschwulst. Bisweilen findet
man allerdings bei genauer Untersuchung doch auch starke Atypien
der Zellen, so daß von einer Misch-
form von Fibrom und Sarkom gesprochen wird.

Eine besondere Stellung nehmen
die Fibrome der Mamma ein, die
gut umschriebene Geschwülste verschiedener Größe bilden. Sie bestehen
nicht wie die bisher besprochenen
Geschwülste ausschließlich aus
Bindegewebe, sondern enthalten
auch sehr zahlreiche, verschieden
weite, oft zystisch erweiterte Drüsenlumina und lang ausgezogene, spalt-

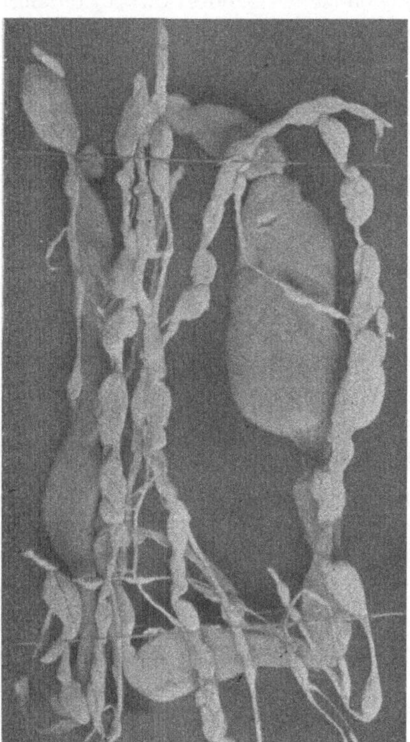

Abb. 2. Neurofibromatose

förmige, oft strahlig oder sternförmig verästelte Drüsenausführungsgänge.
Die Bindegewebsmassen umgeben die Spalt- und Hohlräume entweder konzentrisch (Fibroma inter- oder pericanaliculare) oder wölben sich
buckelförmig gegen dieselben vor, wodurch eben die strahlige Verziehung
der Lumina zustandekommt (Fibroma intracanaliculare). Hier liegt
also keine reine Bindegewebsgeschwulst vor, vielmehr sind epitheliale
Bildungen stark an der Geschwulst beteiligt, sie ist daher nicht zu den
histioiden, sondern zu den fibroepithelialen Tumoren zu zählen und wird
besser als Fibroadenoma inter- beziehungsweise intracanaliculare bezeichnet. Es dürfte sich zum größten Teil um geschwulstartige Fehl-

bildungen (Hamartome), beziehungsweise um Hamartoblastome (im Sinne Eugen Albrechts) handeln, wofür auch der Umstand spricht, daß diese Geschwülstchen bisweilen außerhalb der Mamma, ohne Zusammenhang mit dieser, entwickelt sind.

Dasselbe gilt bezüglich der Fibrome der Niere. Sie kommen am häufigsten in Form kleiner Knötchen als Markfibrome, weniger häufig als Rindenfibrome zur Beobachtung; namentlich die Rindenfibrome treten nicht selten multipel auf. Ein Teil der Nierenfibrome besteht nur aus Bindegewebe, das da und dort, vorwiegend in den Randpartien, Harnkanälchen einschließt. Manche Nierenfibrome (namentlich Rindenfibrome) setzen sich aus verschiedenen Gewebsarten zusammen (z. B. Fett-, Muskel-, Knorpelgewebe) und werden dementsprechend als Fibrolipome, Fibromyome usw. bezeichnet.

Bisweilen ist die Unterscheidung zwischen echten Fibromen und geschwulstähnlichen Bildungen chronisch-entzündlichen Ursprungs sehr schwierig. Es gilt dies z. B. vom Narbenkeloid, das ganz ähnliche Bilder darbieten kann, wie das spontane Keloid, das zu den Fibromen gezählt wird, oder von den desmoidähnlichen Bildungen wie sie z. B. im Netz und Mesenterium unter dem Einfluß chronischer Reize (eingeheilter Fremdkörper, Seidenfäden usw.) entstehen können.

b) Lipom

Aus Fettgewebe bestehende Geschwülste, die bisweilen eine sehr beträchtliche, ja monströse Größe erreichen können. Sie kommen vorzugsweise an jenen Körperstellen vor, die normalerweise Fettgewebe enthalten, also vor allem im Unterhautzellgewebe, nicht selten aber auch in Organen, die normalerweise nur wenig oder gar kein Fettgewebe enthalten (heterotope Lipome), z. B. im Gehirn, namentlich am Balken, in der Submucosa des Ösophagus (Abb. 3) und des Magendarmtraktes, ferner in der Niere usw. Häufig ist das Fettgewebe mit anderen Bindesubstanzarten innig vermengt, so in den Fibrolipomen, Myxolipomen, usw. Durch Verflüssigung des Fettes entstehen in Lipomen zystische Hohlräume, die als Ölzysten bezeichnet werden. In einzelnen Fällen sind die Lipome multipel und symmetrisch entwickelt, ferner treten sie bis weilen an Stellen auf, an welchen im embryonalen Leben bestehende Spalten fehlerhafterweise offen geblieben sind.

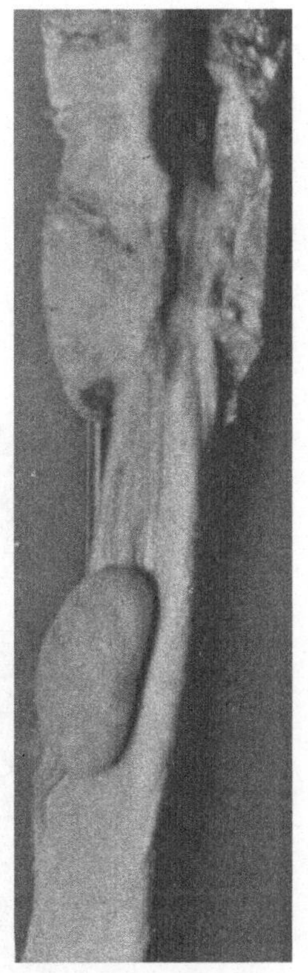

Abb. 3. Submuköses Lipom des Ösophagus

c) Myxom

Die wahren Myxome bestehen aus Schleimgewebe, wie solches im extrauterinen Leben nur noch in der Wharton schen Sulze vorhanden ist. Diese reinen Schleimgeschwülste werden von einer durchsichtigen, glashellen Grundsubstanz gebildet, in welche Spindelzellen mit zarten, sternförmig verzweigten Ausläufern eingetragen sind, Myxoma hyalinum. Relativ häufig ist das Schleimgewebe mit Binde- oder Fettgewebe oder Knorpel usw. vermengt, Myxofibrom, Myxolipom usw., oder bildet einen Bestandteil kompliziert gebauter Mischgeschwülste (z. B. der Parotis). Bei der „schleimigen" Umwandlung verschiedener Geschwulstformen handelt es sich ebenso wie bei den sogenannten Schleimpolypen in der Regel nicht um wirkliches Schleimgewebe, sondern, wie früher erwähnt, um hochgradige, ödematöse Durchtränkung und dadurch bedingte Verquellung des Stroma. Die echten Myxome, die eine seltene Geschwulstform darstellen, dürften in ihrer Mehrzahl zu den Hamartomen zu zählen sein.

d) Chondrom

Die aus Knorpelgewebe bestehenden Geschwülste stellen sehr verschiedengestaltige, oft kugelige oder eiförmige oder knolliglappige Bil-

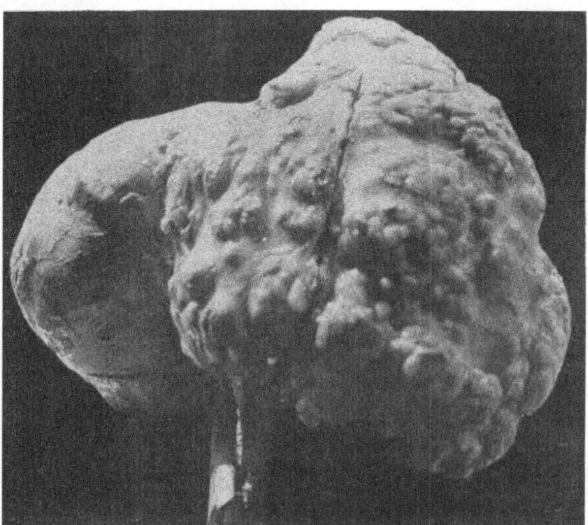

Abb. 4. Chondrom des Femur

dungen verschiedener, manchmal sehr beträchtlicher Größe dar. (Abb. 4). Sie sitzen vorzugsweise am Skelett, finden sich aber gelegentlich auch in anderen Organen, z. B. im Respirationstrakt. Sie wachsen in der Regel

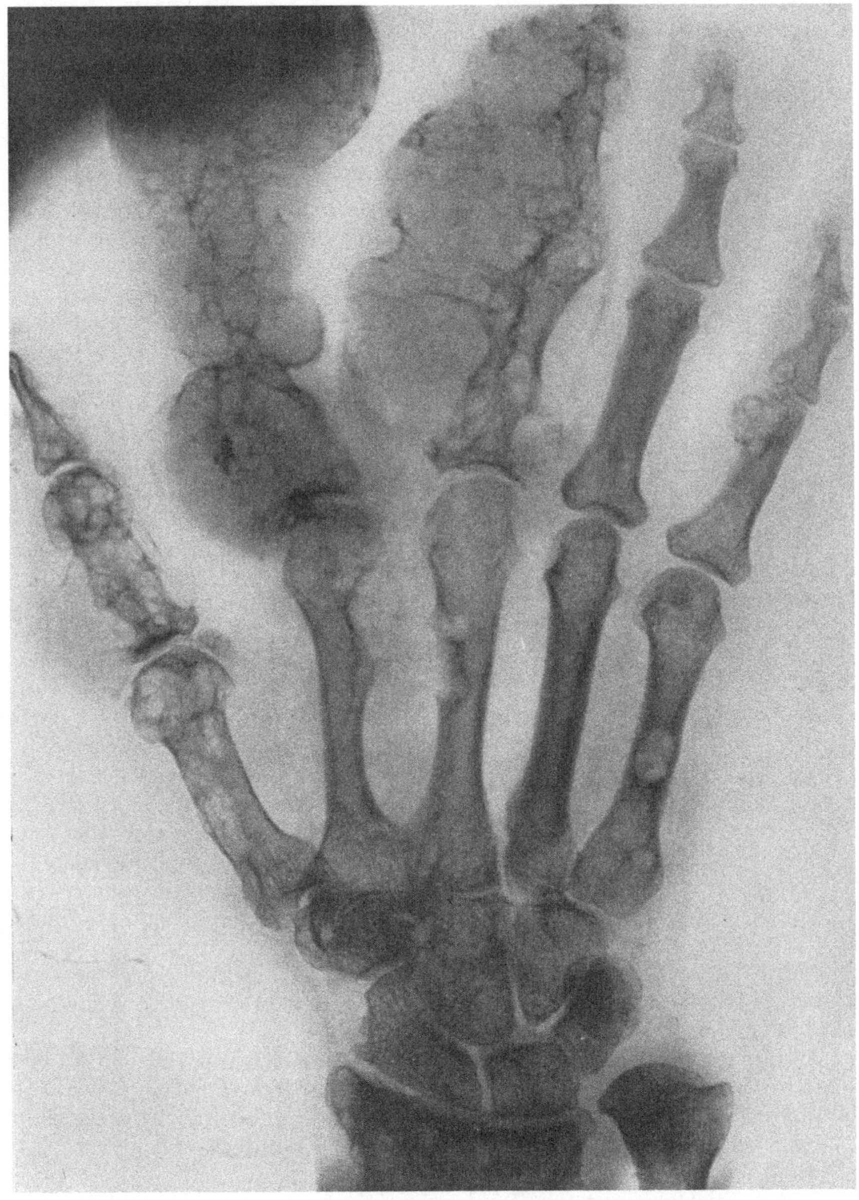

Abb. 5. Multiple Enchondrome der Hand (Röntgenaufnahme)

expansiv, doch wurde auch bei histologisch vollkommen ausgereiften Chondromen Einwachsen in Venen gesehen, wobei die Geschwulst im Lumen des Gefäßes weiterwachsen und bis in das rechte Herz, ja sogar in die Art. pulmonalis und ihre Äste gelangen kann. Nicht selten kommt es auch zu regressiven Veränderungen im Sinne von Erweichungen, Chondroma cysticum (fälschlich wird hier von schleimiger Umwandlung gesprochen), Verkalkung und Verknöcherung (Chondroma ossificans.)

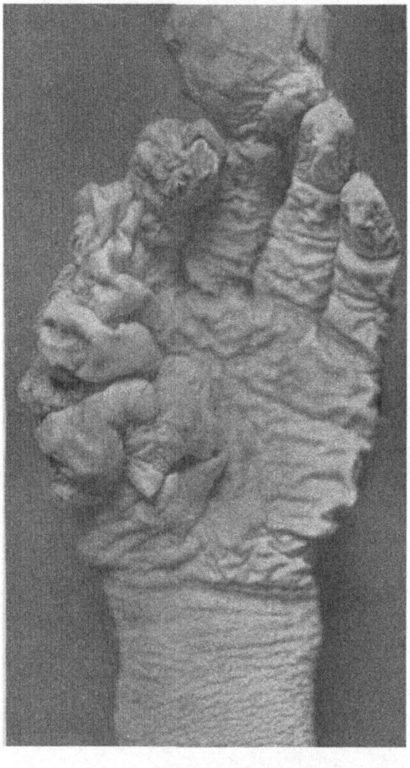

Man unterscheidet zwischen Ecchondromen oder Ecchondrosen, die von den Skelettknorpeln ausgehen, und Enchondromen, die in der Regel im Markraum knorpelig vorgebildeter Knochen, vorzugsweise der kurzen Knochen (Phalangen, Metakarpal- und Metatarsalknochen, Abb. 5), doch auch der langen Röhrenknochen und platten Knochen vorkommen (zentrale Enchondrome) und dann kugelige, spindelige oder unförmliche Auftreibungen der Knochen bilden. Namentlich die zentralen Enchondrome treten nicht selten multipel auf und zeigen während der Pubertätsjahre stärkeres Wachstum, das gleichzeitig mit dem Abschluß des Körperwachstums zum Stillstand kommt, so daß ein Parallelismus zwischen der Größenzunahme des Skelettes und der Geschwülste besteht. Bisweilen finden sich neben multiplen, zentralen Enchondromen auch multiple, manchmal symmetrisch angeordnete, pigmentierte und unpigmentierte Naevi der Haut bzw. Angiome (Abb. 6).

Abb. 6. Multiple Chondrome der Handknochen und Angiome des Thenar (Schrumpfung der Haut durch Formalinwirkung)

Multiple, streng halbseitig angeordnete Chondrome charakterisieren die sogenannte Olliersche Krankheit (vgl. R. Weiß).

Häufig stellen größere Knorpelinseln einen Bestandteil von Mischgeschwülsten, z. B. der Parotis, der Lunge oder von Teratomen dar. Die manchmal in inneren Organen, z. B. in den Tonsillen, anzutreffenden Knorpelspangen, sind nicht als Chondrome, sondern im Sinne von Choristomen zu deuten.

In der Schleimhaut der Trachea kommen bei chronisch entzündlichen Prozessen, vor allem bei dem Sklerom, doch anscheinend auch idiopathisch,

Knorpel- und Knochenbildungen vor, die gleichfalls nicht als wahre Ecchondrome, beziehungsweise Osteome aufzufassen sind (Tracheopathia osteoplastica Aschoff).

e) Chordom

Es handelt sich um kleine, in der Regel kaum erbsengroße, selten größere, weiche, glashelle Geschwülstchen, die an der Schädelbasis an der Synchondrosis sphenooccipitalis sitzen und aus großen, blasigen, wie geblähten Zellen bestehen. Früher wurden diese Bildungen als besondere Form des Chondroms (Ecchondrosis basilaris physalifora) aufgefaßt, werden aber jetzt allgemein von versprengten Chordaresten abgeleitet. Sie stellen in der Regel keine wahren Geschwülste dar, sondern sind als Chorsistome zu deuten; in sehr seltenen Fällen wurden maligne Chordome beobachtet.

f) Osteom

Die aus Knochengewebe bestehenden Geschwülste sind entweder mehr spongiös gebaut, Osteoma spongiosum oder medullare, oder härter, kompakter, Osteoma durum, beziehungsweise wenn sie ein besonders dichtes Gefüge aufweisen und elfenbeinhart sind, Osteoma eburneum. Die an der Außenfläche der Knochen sitzenden Osteome werden als Exostosen (Abb. 7), die innerhalb der Knochen entwickelten, weitaus selteneren Osteome als Enostosen bezeichnet; letztere kommen noch relativ am häufigsten im Bereich der Schädel- und Kieferknochen vor. Als Exostosis cartilaginea werden an den Enden der Röhrenknochen, namentlich

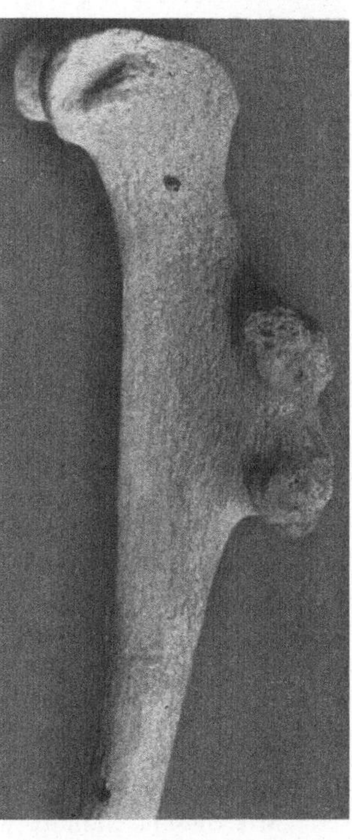

Abb. 7. Exostose des Femur

des Humerus und des Femur, vorkommende, überknorpelte Exostosen bezeichnet, die nicht selten multipel und symmetrisch auftreten. Sie zeigen in ihrem Wachstum ein ähnliches Verhalten, wie die früher besprochenen zentralen Enchondrome, und sind gleich diesen als Entwicklungsstörungen aufzufassen. Von den wahren Osteomen sind Knochenneubildungen am Skelett entzündlicher oder anderer Ätiologie, wie z. B. Osteophyten, Hyperostosen, sowie Knochenbildungen in Weichteilen, Sehnen und Muskeln (sogenannte parostale Osteome) zu trennen. Hier seien auch die vom Zement der Zähne ausgehenden Dentalosteome erwähnt, die kleine Geschwülstchen bilden, vielfach aber mehr Hyperostosen darstellen. Als Odontome werden aus Zahnanlagen hervorgehende, hauptsächlich aus Dentin bestehende Geschwülste bezeichnet.

Anhang

a) Xanthom

Mit diesem Namen werden kleine, schwefelgelbe Geschwülstchen belegt, die vorzugsweise vom straffen Bindegewebe, namentlich der Finger-, Ellenbogen- und Kniegelenke ausgehen. Histologisch sind sie durch ihren Reichtum an großen, wabigen Zellen (Schaumzellen), die doppeltbrechendes Fett, vor allem Cholesterinester, enthalten sowie durch das Auftreten von Riesenzellen und eisenhaltigem Pigment charakterisiert. Diese Bildungen wurden als echte Geschwülste und zwar als Fibrome oder Fibrosarkome aufgefaßt und von den Xanthelasmen getrennt, die multipel, manchmal symmetrisch in Form kleiner, gelber Flecke oder Plaques bei Diabetes, Icterus usw. vor allem in der Haut der Augenlider, doch auch an anderen Körperstellen auftreten. Neuere Untersuchungen zeigen, daß das geschwulstförmige Xanthom keine einheitliche Bildung darstellt, sondern daß ebensowohl Geschwülste verschiedenster Art als auch Granulome sich durch Speicherung von Fetten in den Zellen zu Xanthomen umwandeln können.

b) Amyloidtumoren

Diese Bildungen, die am häufigsten in der Conjunctiva, am Zungengrund und in den oberen Luftwegen, seltener an anderen Körperstellen (Lunge, Harnblase) vorkommen, stellen umschriebene, knoten- oder tumorförmige Amyloideinlagerungen in das Gewebe, nicht aber wahre Blastome dar.

2. Geschwülste des Gefäß-, Muskel- und Nervengewebes

a) Angiome

Mit diesem Namen werden Geschwülste bezeichnet, die vorwiegend aus neugebildeten Gefäßen bestehen. Je nach der Zusammensetzung aus Blut- oder Lymphgefäßen werden Hämangiome und Lymphangiome unterschieden. Besteht neben der Neubildung von Gefäßen auch eine starke Erweiterung derselben, so daß ein Komplex oder Konvolut größerer, oft sehr umfangreicher, zystischer Hohlräume entsteht,, so wird die Geschwulst als Haemangioma, beziehungsweise Lymphangioma cavernosum, allenfalls cysticum bezeichnet. Das einfache Hämangiom, Haemangioma simplex, hat gewöhnlich seinen Sitz in der Haut oder in gewissen Schleimhäuten, so z. B. der Lippe. Die einfachste Form des Haemangioma simplex stellt die sogenannte Teleangiektasie dar, die makroskopisch gar nicht den Eindruck einer Geschwulst macht, sondern flache, blaurote, im Niveau der Umgebung gelegene Flecke bildet (klinisch auch als Naevus flammeus, vinosus bezeichnet). Oft stellen aber die Hämangiome umfangreiche, namentlich in der Fläche weit ausgedehnte,

tief in die Cutis und Subcutis hineinreichende, weiche, zusammendrück-
bare Bildungen dar. Sind die Gefäße sehr dickwandig, wird auch von
Haemangioma hypertrophicum oder hyperplasticum gesprochen.

Das Haemangioma cavernosum (Tumor cavernosus), das sich aus
weiten, zartwandigen, von Endothel ausgekleideten, mit Blut gefüllten Hohlräumen zusammensetzt, kommt am häufigsten in der Leber vereinzelt
oder multipel vor und stellt meist kleine, gewöhnlich nicht über die Oberfläche des Organes vortretende, · nur selten geschwulstförmig protuberierende, gegen die Umgebung durch eine Kapsel abgegrenzte oder
auch ohne Grenze in das umgebende Parenchym übergehende Bildungen
dar. Aber auch in anderen Organen, z. B. Milz, Niere, äußere Haut,
Schleimhäute, Muskulatur usw. können sich Cavernome entwickeln. Die
Bluträume der Cavernome können durch Thrombose und Organisation vollkommen obliterieren, so daß das Cavernom eine fibröse Umwandlung erfährt.

Als fissurale Angiome werden jene bezeichnet, die an Stellen entstanden sind, an welchen während der embryonalen Entwicklung Spalten
bestanden haben.

Eine besondere Stellung nimmt das Angioma arteriale race-
mosum ein, das hauptsächlich im Bereiche des Gesichtes, des Gehirnes
und der Meningen vorkommt. Es stellt ein Konvolut dünnwandiger
Arterien dar, ist wohl als Hamartom aufzufassen und von dem Ranken-
aneurysma, Aneurysma cirsoideum oder serpentinum, scharf zu trennen.

Von einem Lymphangioma simplex
sollte nur bei geschwulstmäßiger Neubildung von Lymphgefäßen gesprochen
werden, in der Regel liegt aber nur eine
Erweiterung präexistierender Lymphgefäße, also eine Lymphangiektasie oder
Chylangiektasie vor, die mithin nicht
zu den Blastomen, sondern eher zu den
Hyperplasien gehört. Von größerem Interesse sind die kavernösen und zystischen
Lymphangiome (Zystenhygrome), welche
die Grundlage verschiedener Formen von
Entwicklungsstörungen bilden. Hieher gehören das angeborene Hygroma cysticum colli, die Makrocheilie, Makro-
glossie (Abb. 8) sowie manche Formen
der kongenitalen Elephantiasis. Auch im
Mesenterium kommen gelegentlich kaver-
nöse Lymphangiome vor, die umfängliche,

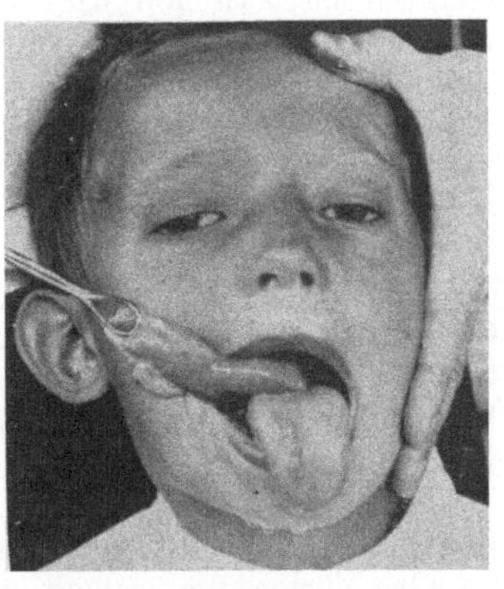

Abb. 8. Lymphangioma cysticum linguae (eine Verdopplung
der Zunge vortäuschend)

zystische Geschwülste darstellen. Von den kavernösen Lymphangiomen sind
natürlich die durch zystische Erweiterung einzelner Lymphgefäße entstandenen Lymphzysten zu trennen, die in den verschiedensten Organen
nicht selten zur Beobachtung gelangen.

Ein sehr großer Teil der Kavernome dürfte als Hamartome aufzufassen sein.

b) Myom

Je nach der Zusammensetzung aus glatten oder quergestreiften Muskelfasern werden Leiomyome und Rhabdomyome unterschieden. Erstere kommen überaus häufig im Uterus, seltener in anderen Organen, die glatte Muskelfasern enthalten, wie z. B. im Verdauungstrakt, in der Haut, in der Harnblase, im Ovar usw. zur Entwicklung. Sie bestehen in der Regel nicht ausschließlich aus Muskelfasern, sondern enthalten in wechselnder Menge auch Bindegewebe (Fibromyome). Oft sind sie sehr gefäßreich (Myoma teleangiectaticum) oder enthalten weite, mit Blut gefüllte Räume (Myoma cavernosum). Sehr häufig kommt es zu regressiven Metamorphosen, so zu mehr minder beträchtlicher ödematöser Durchtränkung, die zur Ausbildung großer, unregelmäßig begrenzter zystischer Räume führen (Myoma cysticum) oder das Bild einer schleimigen Erweichung darbieten kann, doch kommt auch schleimige Umwandlung des Gewebes vor. Nicht selten findet man in Myomen, namentlich des Uterus, Verkalkung oder Verknöcherung, oft in sehr beträchtlicher Ausdehnung, Myoma petrificum, Myoma ossificans. Bemerkenswert ist, daß histologisch ausgereifte Myome, analog wie früher bei den Chondromen hervorgehoben, in Blutgefäße einbrechen und so Metastasen in entfernten Organen setzen können. Die Uterusmyome sind häufig in großer Zahl entwickelt (Uterus myomatosus) und erreichen ganz verschiedene Größe; zwischen kleinsten Knötchen und riesigen, über 140 Pfund schweren Tumoren gibt es alle möglichen Abstufungen. Je nach dem Sitz der Geschwulst werden submuköse, intramurale und subseröse Myome unterschieden. Sie stellen kuglige oder knollige, scharf begrenzte, von der umgebenden Uterusmuskulatur wie von einer Kapsel umschlossene Geschwülste dar, die bei vorwiegender Zusammensetzung aus Muskulatur eine weichere, bei reichlicherem Bindegewebsgehalt eine derbere Konsistenz aufweisen. Am Durchschnitt zeigen sie meist ein Geflecht verschlungener, sehnig glänzender, weißer Fasern und Bündel; bei Vorwiegen von Muskulatur ist die Farbe mehr weißrötlich oder bräunlich. Nicht selten fallen Uterusmyome der Nekrose oder Verjauchung anheim.

Eine besondere Stellung nehmen die sogenannten Adenomyome des Uterus ein, mit welchem Namen nur wirkliche Myome bezeichnet werden dürfen, die zwischen den Muskelbündeln einzelne oder zu Komplexen angeordnete Drüsenschläuche vom Bau der Uterusdrüsen einschließen. Die Herkunft dieser epithelialen Einlagerungen ist noch strittig. Früher wurden sie von Urnierenresten oder von Resten des Wolffschen Ganges abgeleitet, während sie jetzt durch embryonale Verlagerung von Keimen des Müllerschen Ganges oder durch postembryonales Einwachsen von Uterusdrüsen erklärt oder als Wucherungen des Serosaepithels gedeutet werden. Diese anscheinend seltenen Adenomyome, die vermutlich zu den Hamartoblastomen zu zählen sind, müssen scharf von der sehr häufigen Adenomyosis oder Adenomyohyperplasie getrennt werden, bei welcher es sich nicht um umschriebene

Geschwulstbildung, sondern um ein Tiefenwachstum des Uterusepithels, also um Epithelheterotopie innerhalb der Uterusmuskulatur handelt.

Weit seltener als Uterusmyome sind die analogen Geschwülste der Haut oder des Magen-Darmtraktes (Abb. 9). Sie erlangen in der Regel keine besondere Größe, doch wurden hier auch schon kindskopf- oder selbst mannskopfgroße Myome beobachtet. Auch diese Bildungen sind teils als Hamartome, teils als Hamartoblastome aufzufassen; es zeigt sich dies am deutlichsten in jenen Fällen, in welchen die Geschwülste mehr aus indifferenten Bindesubstanzen bestehen, die mit lymphatischem Gewebe untermengt sind.

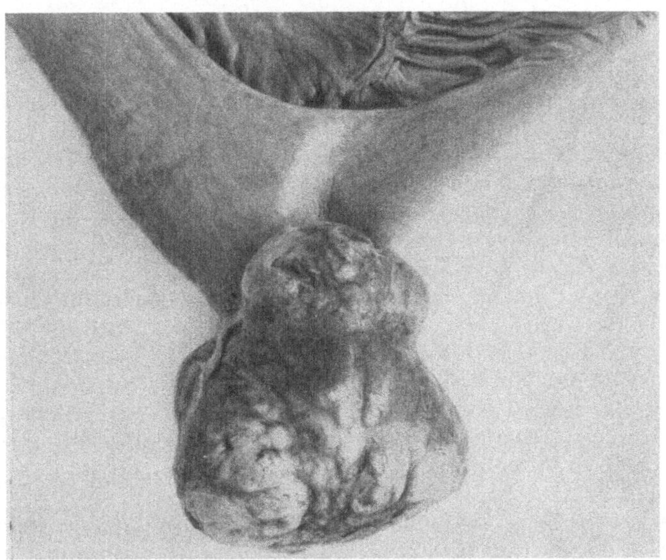

Abb. 9. Myom des Jejunum

Rhabdomyome, also Geschwülste, die ausschließlich aus quergestreifter Muskulatur bestehen, kommen äußerst selten vor (z. B. im Ösophagus, im Herzen in Fällen von tuberöser Hirnsklerose), etwas häufiger bilden sie einen Bestandteil kompliziert gebauter, meist maligner Mischgeschwülste, z. B. der Niere, oder von Teratomen.

c) Gliom

Die Einreihung der Gliome und der folgenden Gruppe, der Neurome, unter die Bindesubstanzgeschwülste entspricht einem allgemeinen Brauch, ist aber gewiß fehlerhaft, da das gesamte Nervengewebe, Nervenfasern, Ganglienzellen und Glia, von den Glianeurozyten, also von dem Ectoderm abstammt.

Die aus Glia bestehenden Blastome sitzen am häufigsten im Gehirn, kommen aber auch im Rückenmark vor. Die Gliome des Gehirnes stellen umschriebene oder gegen die Umgebung nur schwer abgrenzbare Geschwülste dar, die je nach dem Gehalt an Gliazellen und Gliafasern eine festere (Glioma durum) oder weichere (Glioma molle) Konsistenz und am Durchschnitt eine grauweiße bis graurötliche Farbe aufweisen. In seltenen Fällen entstehen sie unter dem Ventrikelependym und ragen knospenförmig in die Ventrikelhöhle hinein (Glioma subependymale). Häufig enthalten sie sehr zahlreiche, verschieden weite, dünnwandige Gefäße, Glioma teleangiectaticum, bzw. cavernosum, so daß es nicht selten zu ausgedehnten Blutungen kommt, durch welche größere Anteile der Geschwulst zerstört werden. Auch können Gliome, namentlich des Kleinhirns, durch Erweichung und Verflüssigung so hochgradige Veränderungen erleiden, daß makroskopisch eine mehr minder glattwandige Zyste vorzuliegen scheint (Glioma cysticum), in deren Wand nur mikroskopisch Reste der Geschwulst nachzuweisen sind. Die große Mehrzahl der Gliome setzt sich histologisch aus typischem Gliagewebe zusammen, wenn sich auch histologisch in Form, Größe und Färbbarkeit der Zellen sowie in der Ausbildung der Fasern mancherlei Abweichungen von der Norm ergeben. Bisweilen enthalten Gliome ganz ungewöhnlich große, auch mehrkernige Zellen verschiedener Gestalt, die oft sehr schwer von Ganglienzellen zu unterscheiden sind; sind diese Zellen in großer Zahl vorhanden, so wird die Geschwulst als Riesenzellengliom bezeichnet (O. Meyer). Kleine Knötchen, die vorwiegend aus derartigen großen, Ganglienzellen ähnlichen Gebilden, beziehungsweise aus mangelhaft ausgereiften, neurogenen Elementen bestehen, finden sich bisweilen in der Neurohypophyse (Sternberg) und im neurogenen Abschnitt des Hypophysenstieles sowie am Infundibulum (Priesel); sie sind wohl als Choristome aufzufassen.

Eine seltene Form des Glioms stellen jene Tumoren dar, die sich aus epithelialen Elementen in Form von Schläuchen, drüsenähnlichen Bildungen oder Rosetten aufbauen. Diese Zellen entsprechen epithelialen Gliazellen, wie sie in der normalen Entwicklung nur als Epithel der Ventrikel und des Zentralkanals erhalten bleiben. Diese Geschwülste, die gewöhnlich im vierten Ventrikel, doch auch in den anderen Ventrikeln zur Entwicklung gelangen, werden mit verschiedenen Namen wie Neuroepithelioma gliomatosum, Adenogliom, Spongioblastom, beziehungsweise Spongioneuroblastom bezeichnet.

Im Rückenmark bilden die Gliome oft walzen- oder zapfenförmige Geschwülste; bei zentraler Lage derselben und Erweichung kommt das Bild der Syringomyelie zustande.

Von den Gliomen sind die diffusen Gliosen zu trennen, die nicht zu den Geschwülsten gehören.

Eine besondere Geschwulstform stellt das sogenannte Glioma retinae dar, das bei Kindern, oft angeboren, vorkommt und zu den bösartigen Geschwülsten zu zählen ist. Seine Zugehörigkeit zu den Gliomen ist nach dem gesamten anatomischen Befunden mehr als fraglich, es wird vielmehr in neuerer Zeit entweder von der äußeren Körnerschichte der Retina abgeleitet und dann als **Neuroepithelioma retinae** bezeichnet oder den Neuroblastomen des Sympathicus an die Seite gestellt (vgl. die folgende Gruppe).

Sehr häufig bildet Gliagewebe einen integrierenden Bestandteil von Teratomen.

d) Neurom

Für die Bezeichnung einer Geschwulst als Neurom darf nicht ihr Sitz am Nerven, sondern lediglich ihre Zusammensetzung aus Nervengewebe maßgebend sein. Es scheiden daher jene früher besprochenen Neurofibrome, soweit sie aus gewöhnlichem Bindegewebe bestehen, als falsche Neurome oder besser als wahre Fibrome der Nerven aus. Soweit sie jedoch von Nervenfaserzellen (**Schwannschen Zellen**) abstammen und dementsprechend nicht als Fibrome, sondern als „Tumoren nervöser Natur", als **Neurinome (Verrocay)** aufgefaßt werden, wären sie zu den wahren Neuromen zu zählen. Ob es noch andere reine Neurome gibt, d. h. Geschwülste, die ausschließlich aus Nervenfasern ohne Ganglienzellen bestehen (fibrilläres Neurom), ist zum mindesten fraglich; die Trennung eines von den markhaltigen Fasern ausgehenden Neurom, Neuroma myelinicum, und eines von den marklosen Fasern ausgehenden Neuroma amyelinicum beruht mehr auf theoretischen Voraussetzungen als auf tatsächlichen Beobachtungen.

Jene knotenförmigen Geschwülstchen, die früher als Typus des wahren Neuroms angesehen wurden, da sie tatsächlich aus einem Geflecht von Nervenbündeln bestehen, die **Amputationsneurome**, sind keine echten Geschwülste, vielmehr handelt es sich um überschüssig gebildete Regenerate, beziehungsweise Hyperplasien, die einer Caro luxurians oder einem Knochenkallus zu analogisieren sind. Solche Bildungen sind nicht nur nach Verletzung oder Durchschneidung peripherer Nerven zu beobachten, sondern kommen auch im Grund von Magengeschwüren (**Stoerk**) sowie in obliterierten Wurmfortsätzen (**Maresch**) vor. Von mancher Seite (**Schmincke, Schweizer**) werden diese Bildungen zu den Neurinomen gezählt.

Als wahre Neurome kommen, von den Neurinomen abgesehen, eigentlich nur die **Ganglioneurome** in Betracht, die in der Regel im Bereich der peripheren Nerven, und zwar vor allem des Sympathicus (Sympathoblastome), seltener im Zentralnervensystem sitzen. Sie gehen von Nervenbildungszellen (Neuroblasten, beziehungsweise Sympathoblasten) aus und erreichen verschiedene Grade der Differenzierung. Bei hohem Reifegrad enthalten sie Nester vollkommen ausgebildeter Ganglienzellen, Nerven und Gliafasern, bei mangelhafter Ausreifung können ausgebildete Ganglienzellen fast ganz oder vollständig fehlen, die Geschwulst enthält dann große Nester von undifferenzierten Nervenbildungszellen und marklose Nervenfasern, allenfalls auch Gliagewebe. Während die ausgereiften Ganglioneurome im allgemeinen gutartige Geschwülste darstellen, zeigen die unreifen Tumoren dieser Art ein bösartiges Wachstum.

Den Ganglieneuromen des Sympathicus, die sehr häufig schon im frühesten Kindesalter zur Beobachtung kommen, stehen histogenetisch die sogenannten chromaffinen Tumoren des Nebennierenmarkes und der Paraganglien (Paragangliome) sehr nahe, da ja die chromaffinen Zellen (Phaeochromozyten) von den Sympathikusbildungszellen abstammen, also in der Entwicklung Schwesterzellen der Sympathoblasten darstellen.

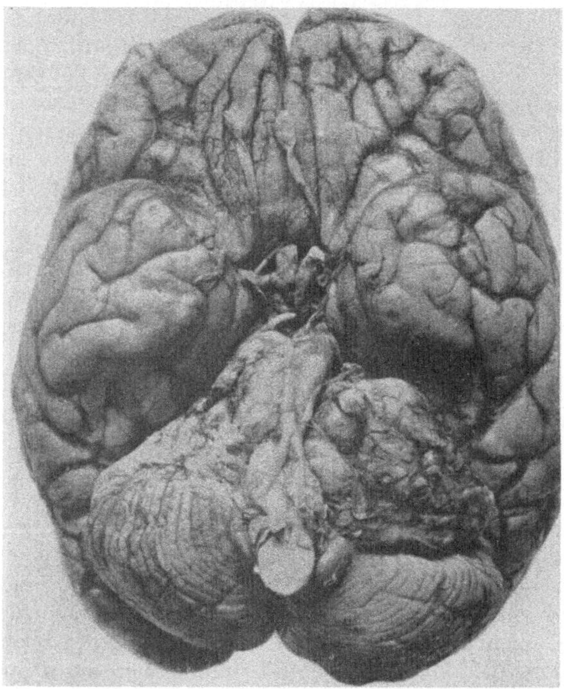

Abb. 10. Acusticustumor (Kleinhirnbrückenwinkeltumor)

Hier wäre auch jene gut charakterisierte Geschwulst anzuführen, die nach ihrem Ausgang vom Acusticus als Acusticustumor oder nach ihrem typischen Sitz als Kleinhirnbrückenwinkeltumor (Abb. 10) bezeichnet wird. Es handelt sich um verschieden große, meist nuß- bis apfelgroße, kugelige oder eiförmige Geschwülste in der hinteren Schädelgrube, die sich in die seitliche Brückengegend und vordere Kleinhirnperipherie einbetten, nur mit dem Acusticus in Zusammenhang stehen und meist (oder regelmäßig?) mit einem zapfenförmigen Fortsatz in den Meatus auditorius internus hineinragen. Je nach der Deutung des histologischen Befundes wurden diese Geschwülste als blutgefäßreiche und ödematöse Fibrome oder aber als Fibrogliome aufgefaßt, während sie jetzt meist zu den Neurinomen gezählt werden, dies um so mehr, als sie oft Teilerscheinung einer Recklinghausenschen Neurofibromatose sind.

Anhang

Wie mehrfach erwähnt, zeigen die Geschwülste der Bindesubstanzreihe nicht immer einen einheitlichen Bau, sondern sind nicht selten
aus zwei oder mehreren
Bindesubstanzarten zu-
sammengesetzt und werden
dementsprechend als Fi-
brolipome, Fibromyxome,
Myofibrome, Myolipome
(Abb. 11), Chondromyxo-
me usw. bezeichnet. Da-
bei können die verschie-
denen, die Geschwulst
zusammensetzenden Bin-
degewebsarten innig mit-
einander vermengt sein
oder es kann sich um
eine mehr zufällige Kom-
bination zweier selbstän-
dig in unmittelbarer Nachbarschaft zur Entwicklung
gekommener Geschwülste handeln, die sich in den Randpartien teilweise vermengen.

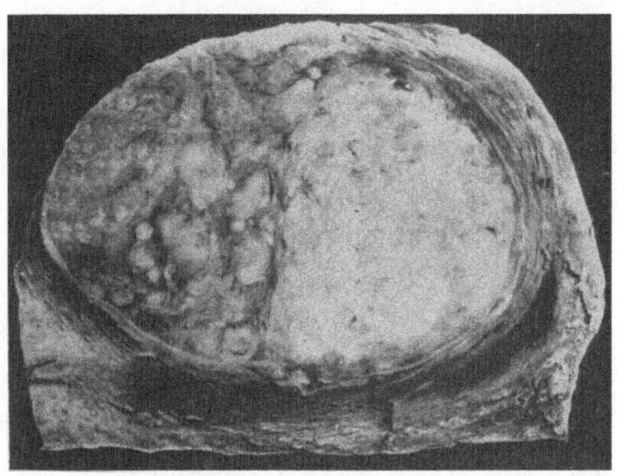

Abb. 11. Myo-Lipoma uteri

II. Unausgereifte Bindesubstanzgeschwülste
Sarkome

Die mangelhafte Reife dieser Geschwülste kommt einerseits in der
mehr minder beträchtlichen, oft sehr starken Zellatypie, anderseits in
der relativ geringen Ausbildung von Grundsubstanz zum Ausdruck.
Die Sarkome stellen also zellreiche Bindesubstanzgeschwülste dar, bei
welchen das normale Verhältnis zwischen Zellen und Grundsubstanz
stark zu Ungunsten letzterer verschoben ist. Unter den Sarkomen
niedrigster Gewebsreife, bei welchen eine Ausdifferenzierung einer
spezifischen Grundsubstanz fast ganz unterblieben ist, werden je nach
der Zellform klein- und großzellige Spindelzellen-, Rundzellen- und
Riesenzellensarkome unterschieden.

Die Spindelzellensarkome nehmen vorzugsweise von der Haut,
von Faszien und Periost (Abb. 12), doch auch vom Bindegewebe innerer
Organe ihren Ausgang. Den Mutterboden der Rundzellensarkome,
die meist eine weiche, markige Konsistenz haben (Enkephaloide),
stellen in erster Linie Lymphknoten (Unterscheidung von Lymphosar-
komen!), Knochen und die Keimdrüsen dar; in letzteren handelt es
sich gewöhnlich um großzellige Rundzellensarkome (Zwischenzellen-
sarkome), die allerdings vielfach auch als epitheliale Tumoren gedeutet

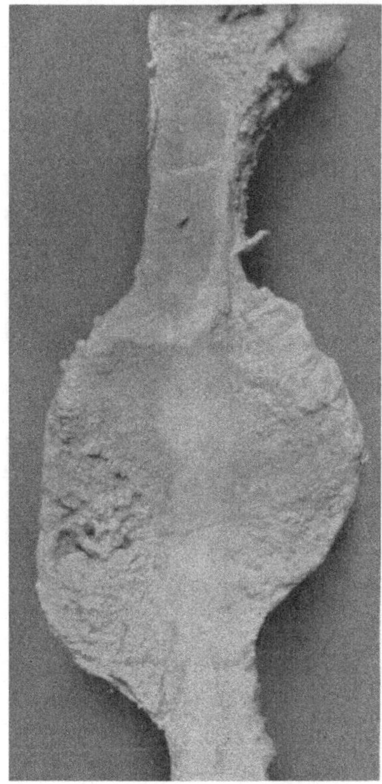

Abb. 12. Periostales Sarkom des Femur

werden, wie überhaupt die Unterscheidung zwischen Rundzellensarkomen und Karzinomen manchmal sehr schwierig sein kann. Sowohl Spindelzellen- als namentlich Rundzellensarkome können durch entsprechende Anordnung der Stromasepten einen alveolären Bau aufweisen (Alveolärsarkome), wodurch bei den Rundzellensarkomen die Ähnlichkeit mit Karzinomen noch wesentlich erhöht wird. Die Riesenzellensarkome sind durch das Auftreten zahlreicher, großer, unregelmäßig gestalteter, vielkerniger Protoplasmaklumpen charakterisiert, die in ein spindliges Gewebe eingelagert sind. Sie nehmen gewöhnlich vom Knochensystem ihren Ausgang und sind teils periostale, teils zentrale, myelogene Tumoren. Soweit erstere am Kiefer sitzen, werden sie als Epulis sarcomatosa bezeichnet. Geschwülste gleichen Baues, „braune Tumoren", finden sich auch bei gewissen Formen der Ostitis fibrosa, bzw. cystica, doch ist es fraglich, ob diese Bildungen tatsächlich Riesenzellensarkome und nicht vielmehr chronisch entzündliche Gewebsreaktionen darstellen. Ähnliche

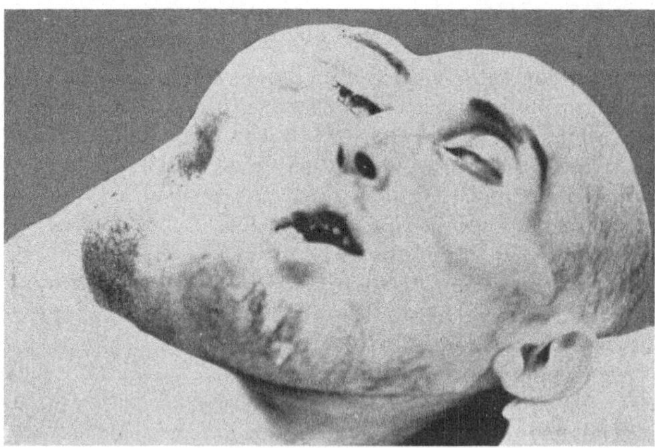

Abb. 13. Osteosarkom

Erwägungen gelten übrigens auch bezüglich des Riesenzellensarkoms der Kiefer.

Den Sarkomen mit niederster Gewebsreife stehen jene gegenüber, bei welchen die Reifung etwas weiter vorgeschritten und zu einer, wenn auch mangelhaften Ausbildung spezifischer Grundsubstanz geführt hat. Je nach der Art derselben werden (wie bei den ausgereiften Bindesubstanzgeschwülsten entsprechender Herkunft) verschiedene Formen unterschieden, also Fibrosarkome, Liposarkome (sehr selten), Myxosarkome, Chondrosarkome, Osteosarkome, die oft eine sehr bedeutende Größe erreichen (Abb. 13 und 14).

Während die Definition dieser Geschwulstformen sich nach dem Gesagten von selbst ergibt, bereitet die Umgrenzung des Begriffes Angiosarkom Schwierigkeiten. Es wäre richtig, diese Bezeichnung nur für solche Sarkome zu verwenden, welche auf einer atypischen Proliferation von Gefäßbildungszellen, von Angioblasten, bei mangelhafter Ausdifferenzierung zu Gefäßen beruhen. Diese Geschwulstform, die vielfach unter der Bezeichnung Endotheliom einhergeht (vgl. später), ist nicht identisch mit einem sarkomatösen Angiom, worunter ein Angiom zu verstehen wäre, von dessen Bindegewebe ein Sarkom ausgegangen ist. Für diese Kombination von Angiom und Sarkom ist die Bezeichnung Angiosarkom nicht am Platz, noch weniger ist dies der Fall, wenn darunter sehr gefäßreiche Sarkome verstanden werden sollen. Endlich wird die Bezeichnung Angiosarkom vielfach auch für jene eigenartig gebauten Sarkome verwendet, in welchen die Geschwulstzellen in gesetzmäßiger Weise den Gefäßen folgen und sie vollständig umhüllen, so daß die Geschwulst aus einem Geflecht von Gefäßen besteht, die von breiten Zellmänteln umschlossen werden („plexiformes Angiosarkom"). Für

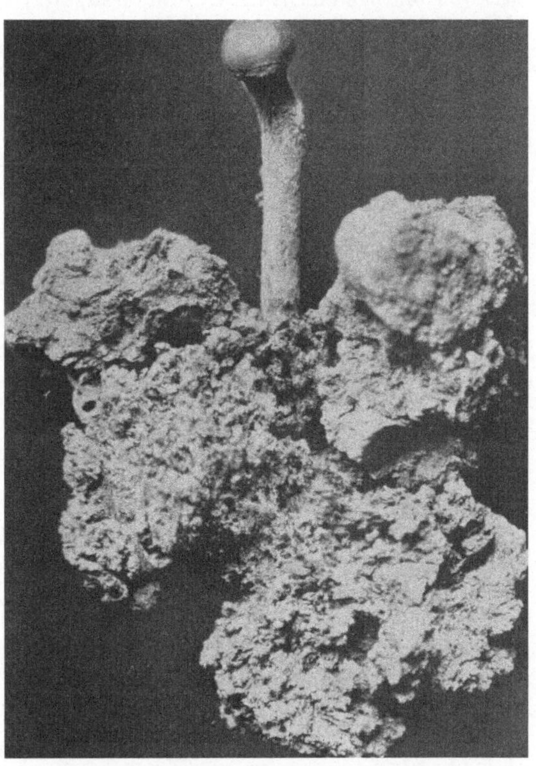

Abb. 14. Osteosarkom des Humerus

diese Geschwulstform, die auch zu den Peritheliomen gezählt wird, wäre die Bezeichnung perivaskuläres Sarkom, allenfalls plexiformes perivaskuläres Sarkom geeignet; die Bezeichnung Angiosarkom sollte aber nur in dem angegebenen Sinne verwendet werden.

Auch von dem Muskelgewebe, und zwar sowohl von der glatten als von der quergestreiften Muskulatur, können Sarkome ausgehen, Myosarkome im engeren Sinn. Leiomyosarkome kommen nicht so selten im Uterus, doch auch an anderen Körperstellen vor. Von dieser Geschwulstform sind Sarkome zu trennen, die vom bindegewebigen Anteil eines Myoms ausgehen, also Kombinationen von Myom und Sarkom darstellen und gewöhnlich als sarkomatöse Myome bezeichnet werden. Myome, die histologisch ausgereifte Geschwülste darstellen, aber bösartiges Wachstum aufweisen (vgl. früher), werden als maligne Myome bezeichnet. Die an sich seltenen Geschwülste der quergestreiften Muskulatur sind, wie schon früher erwähnt, weit häufiger Rhabdomysarkome als reine Rhabdomyome.

Bei den von der Glia ausgehenden Gliosarkomen ist die Grenze gegenüber den Gliomen weder makroskopisch noch mikroskopisch scharf zu ziehen. Auch Neurinome und namentlich Ganglioneurome können, wie früher angegeben, mangelhafte Gewebsreife aufweisen und bösartiges Wachstum darbieten, doch ist für solche Geschwülste die Bezeichnung Sarkom nicht üblich.

Viel umstritten ist die Histogenese der sogenannten Pigmentsarkome oder Melanosarkome. Es sind dies rauchgrau bis braun oder schwarz gefärbte Geschwülste, die von pigmentierten Stellen der Haut und Schleimhäute, von Pigmentflecken, Naevis[1]), von der Chorioidea und von den Meningen ihren Ausgang nehmen können. Sie zeichnen sich oft durch eine besondere Bösartigkeit und überaus reichliche, fast universelle, manchmal allerdings erst nach vielen Jahren auftretende Metastasenbildung aus (Melanosarkomatose). Histologisch zeigen sie bald mehr den Bau eines Spindelzellensarkoms (so besonders die Melano-

---

[1]) Klinisch werden ganz verschiedene, geschwulstartige Bildungen der Haut als Naevi bezeichnet und je nach ihrem Aussehen durch verschiedene Beiwörter genauer charakterisiert, wie z. B. Naevus vasculosus, Naevus pigmentosus, Naevus verrucosus, Naevus papillaris usw. Anatomisch verstehen wir unter einem Naevus (im engeren Sinne) eine geschwulstähnliche Bildung der Haut, die histologisch durch Haufen und Züge eigenartiger, großer, im Corium gelegener Zellen charakterisiert ist. Die Abkunft dieser Zellen ist noch unentschieden. Sie wurden früher vom Endothel der Blut- oder Lymphgefäße abgeleitet, weshalb die ganze Bildung zu den Endotheliomen gezählt wurde, eine Anschauung, die auch heute noch manche Anhänger hat. Unna, dem sich in der Folge viele Untersucher anschlossen, vertrat als erster die epitheliale Herkunft der Naevuszellen, während Ribbert sie für Bindegewebszellen erklärte. Kaufmann ist der Ansicht, ,,daß es Naevi verschiedener Herkunft, endotheliale und auch epitheliale, gibt, und das erklärt auch die sich widersprechenden Befunde". — Jedenfalls stellen die Naevi keine echten Blastome dar, doch können solche aus ihnen hervorgehen.

sarkome der Chorioidea), bald bestehen sie aus runden, epithelähnlichen
Zellen und haben alveolären Bau (besonders in der Haut). Letzteres Verhalten sowie die Unklarheit über die Stellung der Naevuszellen und der
pigmentführenden Zellen, der Chromatophoren, führen zu verschiedenen
Auffassungen der melanotischen Tumoren. Soweit die Naevuszellen als
epitheliale Gebilde angesehen werden, müssen die von ihnen abstammenden
pigmentierten Geschwülste als Melanokarzinome bezeichnet werden.
Von Ribbert wurden aber alle melanotischen Geschwülste von Chromatophoren abgeleitet und daher als Chromatophorome bezeichnet. Soweit
man die Chromatophoren für Bindegewebselemente hält, würden die
entsprechenden Tumoren zu den Sarkomen gehören. Von vielen Autoren
werden sowohl Melanosarkome als Melanokarzinome zugegeben. In
der Tat zeigen viele melanotische Geschwülste in so ausgesprochener Weise
den Bau eines Spindelzellensarkoms, daß es kaum angehen dürfte, alle
pigmentierten Geschwülste als Melanokarzinome aufzufassen. Eine
vermittelnde Stellung nimmt der Vorschlag ein, die Pigmenttumoren
einstweilen mit einem unpräjudizierlichen Namen, etwa als Melanozyto-
blastome, zu bezeichnen, wobei man allerdings unter „Melanozyten" —
im Gegensatz zu der sonst üblichen Art der Namengebung — nach Art
und Abstammung verschiedene Zellen verstehen müßte.

Unentschieden ist auch derzeit noch die Stellung der Lymphosarkome. Es handelt sich hier um selten lokale, meist generalisierte
(daher die Bezeichnung Lymphosarkomatose, Kundrat) atypische
Wucherungen lymphatischen Gewebes, die von einer Gruppe von Lymphknoten oder von den Tonsillen, den Lymphfollikeln der Schleimhäute
usw. ihren Ausgang nehmen und ein überaus malignes Wachstum aufweisen. Von den in mancher Hinsicht ähnlichen Rundzellensarkomen
der Lymphknoten unterscheidet sich das Lymphosarkom dadurch, daß
es trotz der Atypie der Zellen und des Stromas (Reticulum) doch noch
deutlich die Struktur lymphatischen Gewebes und dadurch seine Abstammung von demselben erkennen läßt. Die Lymphosarkome wurden
ursprünglich wegen ihres Ausganges nicht von einem einzelnen Lymphknoten, sondern von einer Gruppe solcher und wegen der Art ihrer Verbreitung (in der Kontinuität den Lymphwegen folgend) von den gewöhnlichen Sarkomen getrennt (Kundrat-Paltauf), doch wird diese
Unterscheidung heute von den meisten Untersuchern fallen gelassen[1]).
Der Lymphosarkomatose sind analoge Wucherungen lymphatischen
Gewebes, die mit leukämoidem Blutbefund einhergehen, als Leukosarkomatose, beziehungsweise bei Grünfärbung der Gewebsprodukte
als Chloroleukosarkomatose an die Seite zu stellen (Sternberg).
Letztere stellt die häufigste Form des sogenannten Chloroms dar, das

---

[1]) Zur Vermeidung von Mißverständnissen sei hier nachdrücklich betont,
daß unserer Auffassung nach die übrigen Systemerkrankungen des hämatopoetischen Gewebes, also die Myelosen und Lymphadenosen (myeloische und
lymphatische Leukämie und Aleukämie), das multiple Myelom, die Lympho-
granulomatose usw. nicht zu den Blastomen gehören (vgl. S. 60) und deshalb
hier nicht besprochen werden.

früher als eine besondere Geschwulstart aufgefaßt wurde, während alle neueren Untersuchungen zeigen, daß hier kein besonderes Krankheitsbild vorliegt, sondern daß es sich um eine eigenartige, in ihrem Wesen noch nicht erforschte Grünfärbung des hämatopoetischen Gewebes bei verschiedenen, mit leukämischem oder leukämoidem Blutbefund einhergehenden Erkrankungen handelt, so vor allem eben bei der Leukosarkomatose, dann bei der echten Leukämie, bei Proliferationen der blutbildenden Gewebe auf infektiöser Grundlage („akute Leukämie") usw.

In gleicher Weise wie die ausgereiften Formen der Bindesubstanzgeschwülste können auch die Sarkome gleichzeitig aus verschiedenen (hier mangelhaft ausdifferenzierten) Bindesubstanzarten bestehen und werden dann je nach ihrer Zusammensetzung z. B. als Fibromyxosarkome, Chondroosteofibrosarkome, Gliomyxosarkome usw. bezeichnet.

B. Epitheliale Geschwülste

I. Ausgereifte epitheliale (fibroepitheliale) Geschwülste

a) Papillom

Vom Oberflächenepithel der äußeren Haut oder der Schleimhäute ausgehende Geschwülste, an deren Bildung neben dem Epithel stets auch Bindegewebe beteiligt ist. Letzteres bildet das Stroma der Papillen oder Zotten, doch kommt der Epithelproliferation die überragende Bedeutung zu. Diese Geschwülste werden daher vielfach auch als Epitheliome oder papilläre Epitheliome bezeichnet, doch gibt diese Benennung zu Mißverständnissen Veranlassung, da der Name Epitheliom gewöhnlich synonym mit Plattenepithelkarzinom gebraucht wird. Die Papillome bilden harte (Papilloma durum) oder weiche (Papilloma molle) Geschwülste mit zottiger oder blumenkohlähnlicher Oberfläche, die der Unterlage breitbasig oder gestielt aufsitzen. Je nach dem Ausgangspunkt des Papilloms sind seine Zotten von einem mehrreihigen, platten, kubischen oder zylindrischen Epithel überkleidet, doch können auch von Schleimhäuten, die normal ein Zylinderepithel besitzen, ausgehende Papillome ein verhornendes Plattenepithel tragen. Kleine Papillome der Haut werden gewöhnlich als Warzen, Verrucae, bezeichnet, doch werden unter diesem Namen in der Klinik auch andere Bildungen, wie z. B. Naevi, zusammengefaßt. Manche Papillome der Haut erlangen eine recht beträchtliche Größe. Einen Lieblingssitz der Papillome bildet die Harnblasenschleimhaut, auf welcher sie Geschwülste mit schlanken, hohen, in Flüssigkeit flottierenden Zotten bilden. Harnblasenpapillome finden sich bei Männern weit häufiger als bei Frauen, sind nicht selten multipel, manchmal auch im Nierenbecken und im Ureter entwickelt (Abb. 15). Es gibt auch Fälle von diffuser Papillomatose des ganzen Harnapparates. Von den sonstigen Fundorten der Papillome wäre noch der Kehlkopf zu nennen, in dem sie gleichfalls isoliert oder in größerer Zahl vorhanden sein können. Auch hier gibt es Fälle von ausgebreiteter, diffuser Papillomatose (Abb. 16).

Vielfach ist es sehr schwer, eine Grenze zwischen echten Papillomen und hyperplastischen Bildungen auf chronisch-entzündlicher Basis zu ziehen, um so mehr, als zweifellos chronisch-entzündliche Reize auch zur Bildung echter Papillome Veranlassung geben können (vgl. die Papillome nach Teerpinselung). So werden z. B. die spitzen Kondylome, die am äußeren Genitale und in der Analgegend unter dem Einfluß des gonorrhoischen Sekretes entstehen und bisweilen recht umfängliche, blumenkohlähnliche Bildungen darstellen, gewöhnlich nicht als wahre Papillome, sondern (wohl mit Recht) als entzündliche Gewebshypertrophien aufgefaßt, obwohl histologisch eine scharfe Abgrenzung kaum durchführbar ist. Leichter ist dies bei gewissen Akanthosen und Hyperkeratosen der Haut, z. B. bei den sogenannten Hauthörnern und manchen Formen von „Warzen", bei welchen die typische Papillenbildung fehlt.

b) Adenom

Von Drüsen ausgehende, ausgereifte, fibroepitheliale Geschwulst, die sich aus schlauchförmigen (Adenoma tubulare) oder bläschenförmigen (Adenoma alveolare, beziehungsweise folliculare) Bildungen zusammensetzt. Oft gehen von der Wand der Drüsenlumina schlanke oder plumpe, manchmal verästelte Exkreszenzen aus (Adenoma papilliferum). Adenome können sowohl in der äußeren Haut und in den Schleimhäuten als auch in den verschiedenen drüsigen Organen zur Entwicklung kommen. In letzteren bilden sie verschieden große, meist kugelige, in der Regel von einer bindegewebigen Kapsel umschlossene Geschwülste im Inneren des betreffenden Organes, z. B. der Mamma, Schilddrüse, Prostata usw. Die Adenome der Schleimhäute stellen teils breitbasig aufsitzende, teils kurz oder lang gestielte und dann über die Oberfläche protuberierende Geschwülste, z. B. im Magen und Darm (hier oft multipel), im Uterus usw. dar (Schleimhautpolypen). In der Mamma

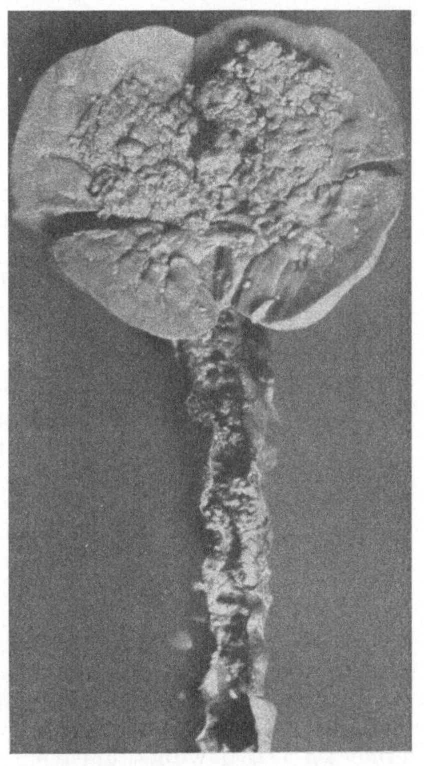

Abb. 15. Papillomatose des Nierenbeckens und Ureters

enthalten die Adenome häufig auch ausgedehnte fibromatöse Anteile, so daß richtiger von **Fibroadenomen** gesprochen werden muß (vgl. früher), doch kommen hier auch reine Adenome vor.

Die kleinen **Rindenadenome der Niere**, die gewöhnlich einen tubulären, bisweilen auch papillären Bau aufweisen, sind wohl auf Fehlbildungen des nephrogenen Gewebes zurückzuführen, daher als Hamartome aufzufassen. Dasselbe gilt von den Leberadenomen, unter welchen **Leberzelladenome (Rokitanskysche Adenome)** und **Gallengangsadenome** (tubuläre Adenome) unterschieden werden.

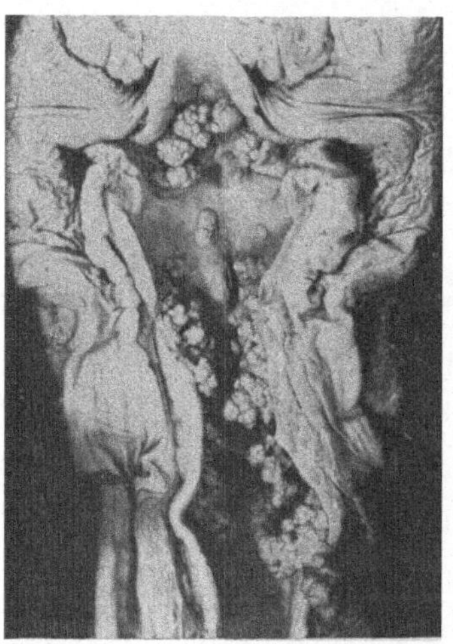

Abb. 16. Papillomatose des Kehlkopfes

Als Adenome werden auch die von den sogenannten Drüsen mit innerer Sekretion ausgehenden, ausgereiften Geschwülste bezeichnet, wobei es allerdings dahin gestellt bleiben mag, ob die Bezeichnung „Drüse" für alle hier in Betracht kommenden Organe tatsächlich am Platz ist. Hieher gehören z. B. die Adenome der Hypophyse, bei welchen je nach ihrer Zusammensetzung eosinophile, basophile und Hauptzellenadenome (Abb. 17) unterschieden werden, ferner die Rindenzellenadenome der Nebenniere, die Adenome der Epithelkörperchen usw.

Vielfach ist die Unterscheidung zwischen wahren Adenomen und Hyperplasien, beziehungsweise regeneratorischen Überschußbildungen sehr schwer oder überhaupt nicht möglich. Es gilt dies z. B. bezüglich der eben erwähnten „Schleimhautpolypen" des Respirationstraktes, des Verdauungs- und Genitaltraktes, ganz besonders bezüglich der bereits angeführten Leberzelladenome. Es können nämlich durch Regeneration nach Untergang von Leberzellen vereinzelte oder multiple Knoten neugebildeten Lebergewebes entstehen (knotige oder adenomatöse Hyperplasie), die so weitgehende Übereinstimmung mit Adenomen aufweisen, daß eine Unterscheidung kaum möglich ist. Ähnlich verhält es sich mit der Knotenbildung in der Prostata, die bald als Hypertrophie, bald als wahre Adenombildung gedeutet wird. Auch bei manchen Knoten der Schilddrüse sowie der Nebennierenrinde ist die Entscheidung, ob eine Hyperplasie oder ein Blastom vorliegt, nicht zu treffen, weshalb das unpräjudizierliche, aber nichtssagende Wort **Struma** für diese Bildungen gebräuchlich ist. Dasselbe gilt von jenen **Tumoren der Karotisdrüse**, die sich aus denselben Zellen gleicher Anordnung wie das normale Organ zusammensetzen und nur eine Vermehrung aller Bestandteile desselben aufweisen. Auch hier wird, solange die Entscheidung zwischen Hyperplasie und wahrer Geschwulstbildung nicht mit Sicherheit zu treffen ist, von Struma der Glandula carotica gesprochen. Es kommen in diesem

Organ aber zweifellos auch echte, bisweilen maligne Blastome vor, die
unter verschiedenen Namen in der Literatur einhergehen. Da die Glandula
carotica neueren Untersuchungen zufolge aus der Sympathikusanlage
hervorgeht, also den Paraganglien gleichzusetzen ist, sind die von ihr
ausgehenden echten Geschwülste in gleicher Weise wie die chrom-

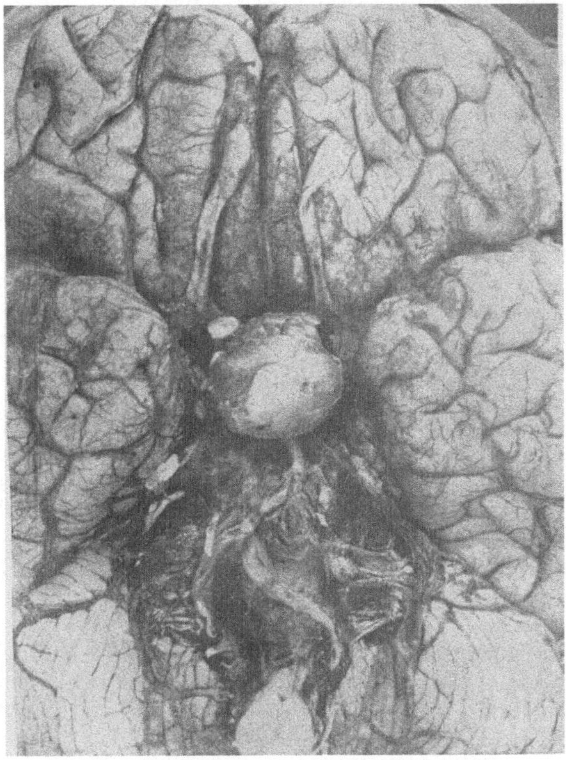

Abb. 17. Hauptzellen-Adenom der Hypophyse

affinen Tumoren den Sympathoblastomen an die Seite zu stellen
(vgl. früher).

Zu den ausgereiften epithelialen Geschwülsten gehören auch die
sogenannten Follikulome des Ovars im engeren Sinn, die auch als
Oophorome oder Granulosazelltumoren bezeichnet werden. Diese
Geschwülste sind dadurch charakterisiert, daß sie den Bau des Eierstockes
weitgehend nachahmen, indem es in ihnen zur Bildung unvollkommener
Follikel kommt. (Die Bezeichnung Follikulom wurde allerdings auch
für ganz verschiedene Geschwülste, namentlich für Karzinome mit
zylindromatösen Einschlüssen, verwendet.)

c) Kystom

Adenome, deren Drüsenlumina sich beträchtlich erweitern, so daß zystische, von Zylinderepithel (das jedoch oft abgeplattet ist) ausgekleidete Hohlräume zustandekommen, werden als Adenokystome oder Kystadenome oder als Kystome schlechtweg bezeichnet. Bei dem Cystoma simplex oder glandulare ist die Wand der einzelnen Hohlräume glatt, bei dem Cystoma papilliferum trägt sie papilläre, zottige Exkreszenzen, die oft sehr mächtig sind und die zystischen Räume ganz ausfüllen können. Am häufigsten kommen Kystome (in beiden Formen) im Ovar zur Entwicklung, wo sie oft mächtige Tumoren darstellen. Das Cystoma simplex des Ovars wird nach der chemischen Beschaffenheit des Zysteninhaltes gewöhnlich als Cystoma pseudomucinosum, das Cystoma papilliferum des Ovars oft auch als Flimmerepithelkystom oder als Cystoma serosum bezeichnet. Gelangt der Inhalt eines Cystoma glandulare in die freie Bauchhöhle, so können sowohl der Schleim als auch ausgetretene Epithelzellen sich am Peritoneum implantieren, wobei von letzteren wieder Schleim produziert wird. Auf diese Weise entstehen umfängliche, schleimig-gallertige Massen, die in zusammenhängender Schicht das Peritoneum parietale und viscerale überkleiden — Pseudomyxoma peritonei[1]). Bei dem Cystoma papilliferum des Ovars können die papillären Exkreszenzen, ohne daß eine maligne Umwandlung der Geschwulst vorläge, die Zystenwand durchwachsen, so daß auch die äußere Oberfläche des Kystoms mit zottigen Bildungen mehr minder dicht besetzt ist und das Bild eines Oberflächenpapilloms zustandekommt. (Es gibt aber auch ein selbständig entstandenes Oberflächenpapillom des Ovars.) In solchen Fällen kann es auch zu einer Dissemination der papillären Exkreszenzen auf dem Peritoneum kommen.

Unter den übrigen Fundorten von Kystomen sei der praktischen Wichtigkeit wegen die Mamma erwähnt, in welcher papilläre Kystome nicht so selten zur Beobachtung gelangen und zu Verwechslung mit Karzinomen Veranlassung geben können.

In manchen Fällen ist die Abgrenzung echter Kystome gegen Zystenbildungen anderer Art schwierig. Es gilt dies z. B. bezüglich der eben erwähnten Kystome der Mamma, die von den Veränderungen bei der Mastitis cystica (maladie de Reclus), also von chronisch-entzündlichen Bildungen, schwer zu trennen sind. Auch geschwulstähnliche Fehlbildungen, Hamartome, können bisweilen das Bild von Kystomen darbieten. Es gilt dies z. B. bezüglich der Zystenleber (Abb. 18) und Zystenniere, die früher meist als Adenome, beziehungsweise multilokuläre Kystome aufgefaßt wurden.

Hier sei auch des sogenannten Adenoma oder Cystadenoma adamantinum gedacht, das auch als Epithelioma adamantinum oder

---

¹) Das Bild des Pseudomyxoma peritonei kann auch durch Ruptur eines Hydrops des Wurmfortsatzes zustandekommen.

besser als Adamantinom bezeichnet wird. Es handelt sich um selten
solide (Adamantinoma solidum), meist polyzystische (Adamantinoma
cysticum) (Abb. 19) Geschwülste des Kiefers, und zwar vorwiegend des
Unterkiefers, die oft umfangreiche Auftreibungen des Knochens bewirken. Mikroskopisch zeigen sie einen eigenartigen, sehr charakteristischen Bau. Sie bestehen vorwiegend aus umfangreichen, epithelialen
Verbänden, in welchen auf eine äußere Schicht von Zylinderepithel

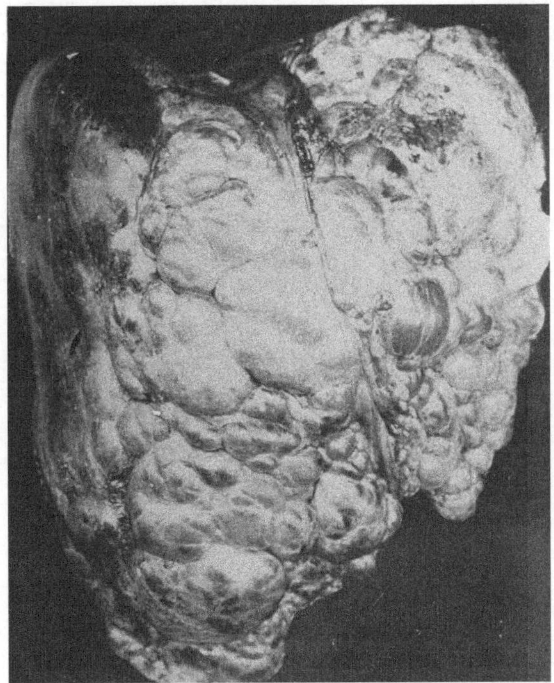

Abb. 18. Zystenleber

platte, oft konzentrisch geschichtete Epithelzellen und hierauf eigenartige, verästelte Zellen (Sternzellen) folgen. Durch Verflüssigung im
Bereich dieser Epithelverbände entstehen kleinere und größere, zystische,
oft bis an die äußere Zylinderzellenschicht heranreichende Räume, so
daß tatsächlich Drüsen vorgetäuscht werden. Es kann keinem Zweifel
unterliegen, daß diese Bildungen auf Proliferation überschüssiger Zahn-
keime oder paradentärer Schmelzepithelreste (Malassez) zurückzuführen,
demnach als Choristoblastome aufzufassen sind, keinesfalls aber Adenome
oder Kystome darstellen. Von den Adamantinomen sind natürlich die
Follikularzysten und Wurzelzysten der Kiefer scharf zu trennen.
Erstere gehen von einer verbildeten Zahnanlage aus, sind von Plattenepithel, seltener von Zylinderepithel ausgekleidet und enthalten in der

Regel einen, bisweilen auch mehrere Zähne. Wurzelzysten sind epitheli-
sierte Hohlräume in Wurzelgranulomen, also in chronisch-entzündlichen
Gewebsprodukten, die von den Wurzeln kranker Zähne ausgehen.

Anhang

Den ausgereiften epithelialen Geschwülsten können gewisse geschwulstähnliche Bildungen angereiht werden, die aus verlagerten
Epidermiskeimen, beziehungsweise Hautkeimen hervorgehen, also als
Choristome zu deuten sind. Hieher gehören vor allem manche Cholesteatome (Perlgeschwülste), die namentlich an der Hirnbasis, doch auch sonst

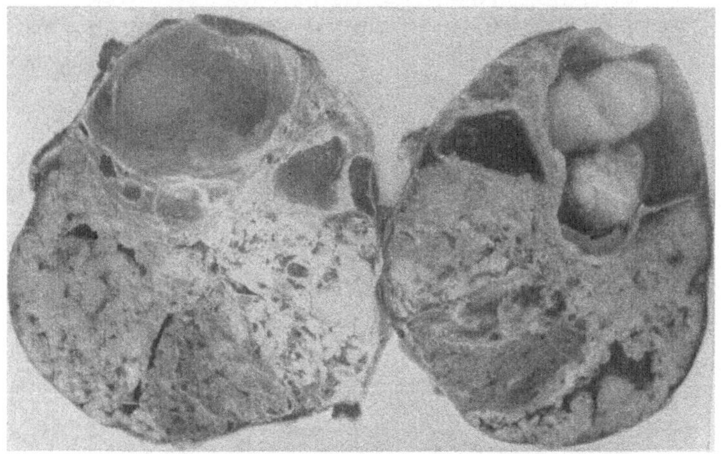

Abb. 19. Adamantinoma cysticum

im Bereich der Schädelhöhle und des Rückenmarkes vorkommen, meist
einen Zusammenhang mit den Meningen aufweisen. Sie verraten schon
makroskopisch durch ihren blätterigen Bau und perlmutterartigen Glanz
ihre Zusammensetzung aus verhornten Lamellen und Schuppen und zeigen
mikroskopisch tatsächlich eine Zusammensetzung aus verhornten Zell-
lagen. Dieselben werden von einer bindegewebigen Hülle umschlossen,
deren Innenfläche eine Lage von Epidermiszellen aufsitzt. Offenbar
gehen diese Bildungen, die bisweilen überfaustgroß werden, gewöhnlich
aber kleiner sind, aus einem versprengten Epidermiskeim hervor, daher
die Bezeichnung Epidermoide (Bostroem). Als Cholesteatome werden
auch Anhäufungen verhornter Zellmassen in Hohlräumen und Kanälen
bezeichnet, die von Plattenepithel ausgekleidet sind, so nach chronischen
Entzündungen im Nierenbecken und in den ableitenden Harnwegen,
im äußeren Gehörgang und im Mittelohr usw. Hier handelt es sich gewiß
nicht um Geschwülste, sondern um Epithelhyperplasien auf Grundlage
einer chronischen Entzündung.

Aus verlagerten Hautkeimen können geschwulstförmige Bildungen hervorgehen, die zum Unterschied von den Epidermoiden nicht nur aus Epidermis bestehen, sondern auch die Anhangsgebilde der Haut, also Haare und Drüsen enthalten. Diese gewöhnlich zystischen Bildungen werden als (einfache) Dermoide bezeichnet. Sie kommen an verschiedenen Stellen des Körpers vor, namentlich dort, wo sich während der embryonalen Entwicklung Spalten schließen (fissurale Dermoide). Über die kompliziert zusammengesetzten Dermoide des Ovars siehe bei den Teratomen.

Gleichfalls als Choristome und Choristoblastome, beziehungsweise Hamartome und Hamartoblastome sind die aus Resten der Kiemenfurchen und Kiementaschen hervorgehenden, zystischen Bildungen aufzufassen, die als branchiogene Zysten (beziehungsweise Tumoren) bezeichnet werden. Sie kommen im Bereich des Halses und Mundhöhlenbodens vor, ihre Auskleidung wird teils von Flimmer-, teils von Pflasterepithel gebildet, die Wand enthält lymphatisches Gewebe. Der Inhalt der Zysten besteht bisweilen aus fettig-breiigen Massen (branchiogenes Dermoid). Aus solchen branchiogenen Zysten können auch Karzinome hervorgehen.

Hier sind ferner die aus Resten des Ductus omphalomesentericus entstehenden, bisweilen recht umfangreichen, von Zylinderepithel ausgekleideten zystischen Bildungen der Bauchhöhle anzuführen, die als Enterokystome bezeichnet werden. Sie stehen meist mit der Darmwand durch einen strangförmigen Rest des Ductus in Verbindung, können auch innerhalb des Mesenteriums entwickelt sein.

Auch die sogenannten Nabeladenome wurden früher als geschwulstartige Wucherungen eines Restes des Ductus omphalomesentericus aufgefaßt und daher unter die Hamartome eingereiht. Neueren Untersuchungen zufolge soll es sich jedoch bei diesen Bildungen um Wucherungen des Peritonealepithels handeln.

Endlich wären hier noch jene kleinen, zystischen Geschwülstchen der Haut und des Auges zu nennen, die nicht auf embryonale, sondern auf postembryonale, traumatische Verlagerungen von Plattenepithelien zurückzuführen sind. Namentlich durch Stichverletzungen können kleinste Epidermis- oder Hautteilchen in die Tiefe verlagert werden und hier zu kleinen, soliden Epithelkugeln oder Zystchen auswachsen, die von Retezellen und mehreren Lagen verhornter Zellen ausgekleidet sind (traumatische Epithelzysten, Cyste epidermique).

II. Unausgereifte epitheliale Geschwülste — Karzinome

Bei diesen Geschwülsten sind die gesetzmäßigen Beziehungen zwischen Epithel und Bindegewebe aufgehoben; im Gegensatz zu den ausgereiften epithelialen Neubildungen liegt hier nicht eine gleichzeitige Proliferation von Epithel und Bindegewebe, sondern eine weit überwiegende, fast ausschließliche, „schrankenlose" Proliferation des Epithels vor, so daß nicht fibroepitheliale, sondern wirklich epitheliale Blastome entstehen, die — allerdings in sehr wechselndem Grad — die früher besprochenen Merkmale maligner Geschwülste aufweisen. Je nach der Art der sie zusammensetzenden Zellen, nach der Beschaffenheit der Zellverbände, nach dem Zellreichtum und nach der Entwicklung regressiver Veränderungen werden verschiedene Formen des Karzinoms unterschieden.

Nach der Zellart, welche die Geschwulst bildet, können zunächst Plattenepithel- und Zylinderepithelkarzinome unterschieden werden. Bei höherem Grad der Unreife bestehen die Krebse aus uncharakteristischen, runden oder polymorphen, epithelialen Zellen, so daß bisweilen auch von rundzelligen und polymorphzelligen Karzinomen gesprochen wird, doch ist für diese Geschwülste die Bezeichnung Carcinoma simplex vorzuziehen.

Die Plattenepithelkarzinome, gewöhnlich schlechtweg als Epitheliome bezeichnet, nehmen von der äußeren Haut und von den mit Pflasterepithel überkleideten Schleimhäuten (Mund- und Rachenhöhle, Ösophagus, Portio uteri usw.), bisweilen aber auch von Schleimhäuten, die normalerweise von Zylinderepithel überkleidet sind, ihren Ausgang. Die Epithelzapfen und Stränge zeigen oft ausgedehnte Verhornung, wobei die verhornten Zellen eine zwiebelschalenähnliche, konzentrische Schichtung aufweisen (Krebsperlen).

Karzinome mit starker Verhornung werden auch als Kankroide bezeichnet. Sehr häufig verfallen die Krebszapfen in größerer Ausdehnung der Verfettung, so daß schon makroskopisch auf der Schnittfläche der Geschwulst fettige Pfröpfe (Krebsmilch) vortreten. Anderseits zeigen Plattenepithelkrebse manchmal auch Verkalkung, die in seltenen Fällen sogar die ganze Geschwulst einnehmen kann. Die Karzinome der Haut und der Schleimhäute neigen in hohem Grad zur Ulzeration und bilden dann eigenartige, oft kraterförmige Geschwüre mit derben, wallartig aufgeworfenen Rändern und starrem Grund; auf Einschnitten ist im Rand und Grund dieser Krebsgeschwüre die diffuse Durchsetzung des Gewebes durch eine derbe, oft bröcklige, grauweiße Aftermasse zu sehen. Nicht selten kommt es in Plattenepithelkrebsen verschiedener Lokalisation, so namentlich im Ösophagus, an der Portio uteri usw. zu Verjauchung und zu ausgedehntem gangränösem Zerfall.

Eine besondere, durch den histologischen Befund von den gewöhnlichen Plattenepithelkrebsen gut unterscheidbare Form des Hautkrebses wird heute gewöhnlich als Basalzellenkrebs (Krompecher), vielfach leider auch als Basaliom bezeichnet. Sie besteht aus verschieden gestalteten, oft vielfach verzweigten und netzartig unter einander zusammenhängenden, breiten oder schlanken, oft sehr zierlichen Strängen und Nestern kubischer, oft teilweise zylindrischer oder anderseits mehr spindeliger Zellen, die gewöhnlich einen Zusammenhang mit dem Deckepithel der Haut vermissen lassen. Wo ein solcher vorhanden ist, tritt der Unterschied zwischen dem Plattenepithel der Haut und den Zellen der Geschwulst überaus deutlich hervor. Innerhalb der Zellstränge und Nester treten oft Hohlräume auf, so daß drüsenähnliche, ja zystische

Formationen entstehen, oder es finden sich innerhalb der einzelnen Zellzapfen und Nester mehrere kleinere, unregelmäßig gestaltete Lücken. Oft sind kleinere und größere Hohlräume mit hyalinen Massen ausgefüllt. Diese wechselvollen histologischen Bilder haben zu verschiedenen Bezeichnungen Veranlassung gegeben, wie z. B. Cylindroma epitheliale cutaneum, Carcinoma adenoides, adenogenes Karzinom, Epithelioma folliculare cutis, Koriumkarzinom usw. Der heute am meisten angewendete Name Basalzellenkarzinom soll nicht bloß zum Ausdruck bringen, daß die Geschwulst von den basalen Zellen der Epidermis ausgeht (was ja selbstverständlich für alle Plattenepithelkrebse der Haut und der Schleimhäute gilt), sondern daß eine Weiterdifferenzierung dieser Zellen zu Epidermiszellen unterblieben ist, daß sie also auf der Entwicklungsstufe der Basalzellen dauernd stehenbleiben. Es liegen auch zahlreiche andere Erklärungsversuche der Histogenese dieser Tumoren vor (Ableitung von verlagerten Epithelzellen, von Talg- und Schweißdrüsen usw.), doch entbehrt diese Frage noch einer völlig befriedigenden Lösung. Die Basalzellenkarzinome treten namentlich in der Haut des Gesichtes sehr häufig auf und geben eine weit günstigere Prognose als die gewöhnlichen Plattenepithelkrebse. Sie sind auch meist die Grundlage des als Ulcus rodens bezeichneten, sich mehr in der Fläche, weniger in die Tiefe ausbreitenden Krebsgeschwüres.

Zylinderepithelkarzinome nehmen entweder vom Oberflächenepithel von Schleimhäuten oder vom Drüsenepithel ihren Ausgang. Bilden sie vorwiegend solide Zellzapfen und Stränge, so wird die Geschwulst als Carcinoma solidum, bilden sie vorwiegend drüsige Formationen, als Carcinoma adenomatosum oder Adenocarcinoma bezeichnet. Bei letzterem können je nach dem Bau tubuläre und follikuläre, beziehungsweise alveoläre Formen unterschieden werden; sind die drüsigen Räume auffallend weit, wird auch von Carcinoma cysticum, beziehungsweise falls von der Wand der zystischen Räume papilläre Bildungen ausgehen, wie dies namentlich im Ovar, doch auch in der Mamma der Fall sein kann, von einem Cystocarcinoma papilliferum gesprochen. Nicht selten finden sich in Adenokarzinomen zwischen den drüsigen Anteilen und innig mit ihnen vermengt auch solide Zellzapfen und Stränge, wie bei einem Carcinoma solidum, anderseits können Adenokarzinome, die ausgesprochen destruierendes Wachstum aufweisen und Metastasen bilden, histologisch so hohe Gewebsreife zeigen, daß sie von einem ausgereiften Adenom nicht zu unterscheiden sind. Solche Tumoren, die vor allem im Uterus, ferner im Magen-Darmtrakt, in der Schilddrüse, im Ovar usw. vorkommen, werden als Adenoma malignum oder destruens, in der Leber auch mit dem (nicht sehr glücklich gewählten) Namen Hepatoma malignum bezeichnet.

Des weiteren wird je nach dem Zell- beziehungsweise Bindegewebsreichtum der Karzinome das zellreiche und daher weiche Carcinoma medullare und das bindegewebsreiche, zellarme, derbe Carcinoma scirrhosum (fibrosum) oder Scirrhus schlechtweg unterschieden. Bei letzterer Geschwulstform, die vorzugsweise in der Mamma, doch auch an anderen Orten, wie namentlich im Verdauungstrakt, vorkommt, besteht oft eine mächtige Zunahme des bindegewebigen Stromas, während die epithelialen Zellstränge und -nester immer mehr atrophieren (desmoplastische Karzinome, Faserkrebse), wobei es auch zu Schrumpfung der Geschwulst kommt. In manchen einschlägigen Fällen besteht die Geschwulst zum größten Teil aus derbem, kallösem Bindegewebe, in welchem nur spärliche, schmale Epithelnester zu finden sind. Man kann daher die Scirrhusbildung in gewissem Sinn als eine Art Spontanheilung auffassen (vgl. früher).

Bei Ausbreitung mancher Karzinome, namentlich Prostatakrebse, im Knochensystem kann es zu umfänglicher Neubildung von Knochensubstanz im Stroma kommen, Carcinoma osteoplasticum, die bisweilen zu völliger Obliteration und Eburneisation der Markräume führt.

Durch schleimig-gallertige Umwandlung des Krebsparenchyms und wohl auch des Stromas entsteht der Gallertkrebs, Carcinoma gelatinosum, der am häufigsten im Verdauungstrakt, nicht so selten aber auch in der Mamma, ferner in der Lunge zur Beobachtung gelangt. Bei hochgradiger Umwandlung findet man mikroskopisch oft auf weite Strecken große, ausschließlich mit Schleim erfüllte Hohlräume, in denen nur vereinzelte Krebszellen oder Krebsschläuche erhalten sind. Auf schleimiger Entartung der Krebszellen beruht auch das eigenartige histologische Bild mancher Karzinome des Magens und Ovars, die gewöhnlich als Krukenberg-Tumoren bezeichnet werden. Sie wurden früher für eine besondere Geschwulstform gehalten und als Fibrosarkoma ovarii mucocellulare carcinomatodes bezeichnet, sind aber heute allgemein als Karzinome (Carcinoma mucocellulare) anerkannt. Durch die schleimige Entartung werden die Zellen blasig, wie gequollen, und ihr Kern an den Rand gedrängt (Siegelringzellen). Am häufigsten tritt diese Geschwulstform als Metastase von Magenkarzinomen im Ovar auf.

Über die Bildung hyaliner Säulen und Kugeln in Karzinomen, Carcinoma cylindromatosum, vgl. später. Endlich sei erwähnt, daß auch in Zylinderzellkarzinomen (so z. B. des Ovars) geschichtete Kalkkörper (Corpora arenaria) und unregelmäßige Kalkschollen sowohl im Stroma als innerhalb des Krebsparenchyms auftreten können (Carcinoma psammosum).

Auch die Zylinderzellkrebse zeigen in gleicher Weise, wie früher von den Plattenepithelkrebsen hervorgehoben, in hohem Grade die Neigung zu regressiven Veränderungen, namentlich zu Verfettung und Nekrose (Bildung eines „Krebsnabels") sowie zu Exulzeration mit Bildung oft ausgedehnter Krebsgeschwüre, beziehungsweise zu jauchigem Zerfall.

Bisweilen geht in Karzinomen die Anaplasie der Zellen so weit, daß stellenweise der epitheliale Charakter der Geschwulstzellen unkenntlich und teilweise ein Sarkom vorgetäuscht wird (Carcinoma sarcomatodes). So gibt es z. B. kleinzellige Bronchialkarzinome, die irrtümlich als Lymphosarkome gedeutet wurden, wie z. B. einzelne Fälle von sogenanntem Schneeberger Lungenkrebs (Schmorl). Derartige Karzinome, welche das Bild eines Sarkoms nur vortäuschen, sind scharf von wirklichen Karzinosarkomen zu trennen, in welchen tatsächlich innerhalb derselben Geschwulst karzinomatöse und sarkomatöse Anteile nebeneinander auftreten. In solchen Fällen liegen ebenso, wie früher bei den Bindesubstanzgeschwülsten besprochen, einfach gebaute Mischgeschwülste vor. Bei genauerer Kritik sind jene Fälle auszuscheiden, in welchen innerhalb eines Organes ein Karzinom und ein Sarkom völlig unabhängig voneinander, aber räumlich benachbart entstanden sind und sich nur an den Randpartien vermengen (Kollisionstumoren nach R. Meyer). Von Karzinosarkomen (oder Sarkokarzinomen) im engeren Sinn wird vielmehr dann gesprochen, wenn karzinomatöse und sarkomatöse Anteile innig miteinander vermengt sind. Dies ist der Fall, wenn innerhalb eines Karzinoms sekundär ein Sarkom („sarkomatöse Entartung" des Stroma) oder umgekehrt innerhalb eines Sarkom ein Karzinom entsteht oder wenn aus einem gemeinsamen Geschwulstkeim gleichzeitig sowohl ein Karzinom als ein Sarkom hervorgehen (Kombinationstumoren). Endlich können Mischformen von Karzinom und Sarkom dadurch entstehen, daß innerhalb eines Organes aus dem Parenchym ein Karzinom, aus dem Stroma ein Sarkom hervorgeht (Kompositionstumoren). Echte Karzinosarkome wurden in der Schilddrüse, Speiseröhre, Uterus, Ovar usw. beobachtet.

Im Anschluß an die Karzinome seien jene eigenartigen, kleinen, oft multipel auftretenden Geschwülstchen des Dünndarmes und die gleichbeschaffenen Tumoren des Wurmfortsatzes angeführt, die gewöhnlich als karzinoide Tumoren bezeichnet werden. Diese Geschwülstchen, die nur in sehr seltenen Fällen ein bösartiges Wachstum aufweisen, sind durch ihren histologischen Befund gut charakterisiert. Sie bestehen meist aus netzförmig verzweigten, soliden Zellsträngen und -nestern, die von kubischen oder polygonalen, manchmal auch mehr zylindrischen Zellen gebildet werden. Ein Zusammenhang dieser Zellnester mit dem Schleimhaut- oder Drüsenepithel des Darmes ist in der Regel nicht erweislich. Der beträchtliche Lipoidgehalt der Geschwulstzellen (Maresch) bedingt eine gelbliche Farbe der Tumoren. Sie sind in der Regel in der Submucosa gelegen, doch können die Zellnester auch die Muscularis und selbst die Serosa durchsetzen. Bisweilen füllt die Geschwulst das Lumen des Wurmfortsatzes an einer umschriebenen Stelle (in der Regel nahe dem peripheren Ende) vollkommen aus. Die Histogenese dieser Geschwülste ist noch strittig und daher auch ihre Einreihung im System schwierig. Von den echten Karzinomen sind sie (trotz mancher entgegenstehender Angaben) jedenfalls zu trennen; daß auch in vereinzelten Fällen aus ihnen Karzinome hervorgehen können, wurde bereits erwähnt. Eher wäre nach dem histologischen Bild eine Gleichstellung mit den früher besprochenen Basalzellenkarzinomen gestattet, die gleichfalls gewöhnlich eine günstige Prognose geben. Vielfach wird die Auffassung vertreten, daß diese Geschwülstchen aus verlagerten embryonalen Gewebskeimen hervorgehen, z. B. aus überschüssigen Pankreasanlagen (Saltykow) oder aus abgeschnürten Epithelknospen der embryonalen Darmanlage

(D. Engel), also Choristome, beziehungsweise Choristoblastome darstellen. Aschoff bezeichnet sie als Schleimhautnaevi. Von besonderer
Bedeutung für ihre Erklärung ist die Feststellung (Masson, Hasegawa),
daß die Tumorzellen argentophile Granula enthalten, also den Schmidt-
Ciaccioschen enterochromaffinen oder „gelben" Zellen der Darmschleim-
haut gleichen.

Daß von der Schleimhaut des Wurmfortsatzes gelegentlich ebenso
wie von anderen Darmabschnitten auch echte Karzinome (Adenokarzinome, Gallertkarzinome) ausgehen können, bedarf keiner besonderen
Erwähnung.

Des weiteren sei hier. das maligne Chorionepitheliom
(Marchand), früher als Sarkoma deciduocellulare oder malignes
Deziduom bezeichnet, angeführt. Diese Geschwulst setzt sich aus
synzytialen, vielkernigen, großen Protoplasmabändern und -klumpen
und aus großen, hellen, polyedrischen Zellen vom Charakter der Langhansschen Zellen, also aus Abkömmlingen des fötalen Ektoblasten zusammen und ist daher zu den epithelialen Blastomen zu zählen; der
Tumor ist ferner dadurch charakterisiert, daß er keine eigenen Gefäße besitzt. Das maligne Chorionepitheliom, das makroskopisch durch eine
weiche oder brüchige Konsistenz und eine blaurote oder dunkelrote,
von ausgedehnten Blutungen herrührende Marmorierung und Fleckung
der Oberfläche und Schnittfläche gekennzeichnet ist, tritt in der Regel
primär im Uterus im Anschluß an eine Geburt, beziehungsweise an einen
Abort, ganz besonders häufig nach einer Blasenmole, an der Plazentar-
insertionsstelle auf; in manchen Fällen scheint aber die erste Geschwulst
außerhalb des Uterus (z. B. in der Vagina, ja selbst in der Leber) entstanden zu sein (ektopisches Chorionepitheliom) und ist dann offenbar
von verschleppten Chorionzotten abzuleiten. Das maligne Chorionepitheliom dringt in die Blutbahn ein und bildet überaus zahlreiche
Metastasen, die dasselbe charakteristische Aussehen und denselben
histologischen Befund aufweisen wie die primäre Geschwulst. Stellt
also das Chorionepitheliom in der Regel eine sehr bösartige Geschwulst dar, so sind anderseits auch einzelne Fälle mit spontaner
Rückbildung des primären Tumors und der Metastasen bekannt geworden (vgl. früher).

In seltenen Fällen kommen Geschwülste vom Bau des Chorionepithelioms auch im Hoden vor (Schlagenhaufer) und sind dann als
Teratome aufzufassen, in welchen die Abkömmlinge des fötalen Ektoder-
mes überwiegen oder die Entwicklung der anderen Bestandteile vielleicht
sogar ganz unterdrückt haben. Allerdings ist in solchen Fällen stets
daran zu denken, daß synzytiale Bildungen in Geschwülsten verschiedener Art, Karzinomen und Sarkomen, vor allem in den von der
Gefäßwand ausgehenden und mit Gefäßneubildung einhergehenden
Tumoren (Angiosarkomen, beziehungsweise Hämangioendotheliomen) auftreten können und daß mithin der Nachweis von Synzytien und Riesenzellen allein nicht zu der Annahme eines Chorionepithelioms berechtigt
(auch nicht in Geschwülsten des Hodens, vgl. Sternberg).

C. Endotheliom und Peritheliom

Je nach dem Ausgang der Geschwulst vom Endothel der Blutgefäße, Lymphgefäße oder der serösen Häute werden verschiedene Formen des Endothelioms unterschieden.

Vom Endothel der Blutgefäße ausgehende Geschwülste werden als Hämangioendotheliome, vom Endothel der Lymphgefäße ausgehende Tumoren als Lymphangioendotheliome bezeichnet. Maßgebend für diese Diagnose muß der Nachweis sein, daß die Geschwulst durch Proliferation der Endothelien zustandegekommen ist. Tatsächlich gibt es relativ seltene Geschwülste, die reich an Kapillaren oder Bluträumen sind, deren Auskleidung ganz oder teilweise von sehr polymorphen, durch die Größe des Protoplasmas und Größe, Plumpheit und Färbbarkeit des Kernes sehr auffälligen Zellen gebildet wird. Derartige gewucherte und atypische Endothelien füllen dann auch das Lumen der Gefäße aus und bilden auf diese Weise solide Zellstränge, die auch netzartig verzweigt oder verästelt sein können. In solchen Fällen kann man, soweit dies histologisch überhaupt möglich ist, alle Übergänge zwischen normalen Endothelzellen und diesen großen, atypischen Zellen nachweisen, weshalb für solche Geschwülste die Diagnose Endotheliom am Platze sein dürfte. Allerdings ist auch in diesen Fällen stets daran zu denken, daß unreife epitheliale und histioide Tumoren durch Einbruch in Gefäße sehr ähnliche Bilder darbieten können, indem die Geschwulstzellen das Gefäßendothel nicht nur überlagern, sondern auch ersetzen und dann das Lumen ausfüllen. Zu den Hämangioendotheliomen werden auch jene Geschwülste gezählt, die im wesentlichen auf Proliferation von Kapillarsprossen beruhen, in welchen also von den Gefäßen ausgehende, synzytiale Bildungen vorherrschen, die teilweise vakuolisiert oder ausgehöhlt sind. Solche angioblastische Geschwülste sind von Angiomen, beziehungsweise Angiosarkomen nicht abzugrenzen, weshalb vielfach diese Bezeichnungen synonym gebraucht werden. Unstatthaft ist es jedoch, die Diagnose Endotheliom lediglich damit zu begründen, daß eine Geschwulst sich aus schmalen Zellsträngen oder perlschnurartig aneinander gereihten Zellketten oder engen Zellröhren zusammensetzt, die in ein dichtes Stroma eingelagert sind. Ebenso unstatthaft ist die vielfach geübte Verwendung des Namens Endotheliom als Verlegenheitsdiagnose in solchen Fällen, in welchen die Entscheidung zwischen Karzinom und Sarkom, z. B. in Fällen von Carcinoma sarkomatodes, nicht getroffen werden kann. Hämangioendotheliome und Lymphangioendotheliome wurden namentlich in der Leber, im Uterus, im Ovar, in der Schilddrüse, im Knochen, in der Haut, doch auch in anderen Organen beschrieben. Bemerkenswert sind jene Fälle von Hämangioendotheliom, in welchen es innerhalb der Bluträume zur Bildung von Blutzellen (wie in den Kapillaren einer embryonalen Leber) gekommen ist (vgl. B. Fischer).

Als Endotheliome werden auch vielfach die sich flächenhaft ausbreitenden, primären Geschwülste der Pleura und des Peritoneum bezeichnet, durch welche die genannten serösen Häute in derbe, grauweiße

Schwarten umgewandelt werden. Die beiden Blätter der Pleura sind
dann in der Regel verwachsen oder umgrenzen einen mit fibrinösem
Exsudat erfüllten Sack. Von der mächtig verdickten Pleura setzen sich
derbe Stränge in die angrenzenden Gewebe (einerseits Lunge, anderseits
Brustwand) fort. Ebenso bildet das Endotheliom des Peritoneum dicke,
derbe Platten, in welche die Bauchorgane eingemauert sind. Histologisch
bestehen diese Bildungen aus schmalen, soliden Strängen und Nestern
kubischer oder platter, doch teilweise auch zylindrischer Zellen, die in
ein sehr derbes, fibröses Stroma eingelagert sind. Manchmal kleiden
diese Zellen auch schmale Spalträume aus. Dieses histologische Verhalten, ganz besonders die Fähigkeit der Geschwulstzellen, Bindegewebe
zu bilden, war für die Auffassung der Geschwülste als Endotheliome
maßgebend. Soweit sie von den Endothelien der Lymphgefäße der
Pleura, beziehungsweise des Peritoneums abgeleitet werden, kann gegen
ihre Deutung als Endotheliome nichts eingewendet werden. Soweit sie
jedoch von der Oberflächenüberkleidung dieser serösen Häute ausgehen,
ist ihre Deutung strittig, da die Stellung der Deckzellen der Pleura und
des Peritoneums noch fraglich ist. Vielfach werden diese Zellen im Sinne
der Koelomtheorie zu den Epithelien gerechnet, so daß die von ihnen
ausgehenden Geschwülste als Pleura- beziehungsweise Peritonealkarzi-
nome zu bezeichnen wären. Für diese Auffassung würde auch der Umstand sprechen, daß die Zellnester dieser Geschwülste vielfach epithelialen
Charakter aufweisen, ja manchmal sogar schleimige Umwandlung wie in
Gallertkarzinomen darbieten. Die Schwierigkeit der Einreihung dieser Geschwülste in das System sucht die Bezeichnung Mesotheliom zu umgehen.
Anders verhält es sich mit den primären Tumoren der Hirnhäute,
besonders der Dura mater. Es handelt sich um verschieden große, oft
ganz kleine, manchmal aber recht umfangreiche, meist halbkuglig promi-
nierende, derbe Geschwülste, die in entsprechende, muldenförmige Ver-
tiefungen der Hirnsubstanz eingebettet sind, ohne auf diese selbst über-
zugreifen. Die Duratumoren stellen in der Regel gutartige Geschwülste
dar, sind aber in einzelnen Fällen auch maligen. Sie werden ziemlich
allgemein vom Oberflächenendothel der Dura mater oder aber der Arach-
noidea, weniger vom Endothel der Lymphgefäße abgeleitet und daher
als Endotheliome oder wegen ihrer Fähigkeit, Bindegewebe zu bilden,
als Fibroendotheliome (Tumor fibroplasticus) bezeichnet. Häufig
haben die Geschwulstzellen die Neigung zu zwiebelschalenartiger, kon-
zentrischer Schichtung. In manchen Fällen überwiegt die Bindegewebs-
bildung so beträchtlich, daß die Geschwulst vollkommen einem Fibrom
gleicht. Überaus häufig kommt es in diesen Tumoren zur Einlagerung ge-
schichteter Kalkkugeln, Corpora arenaria, innerhalb der konzentrisch
geschichteten Zellnester und zu Verkalkung hyalin umgewandelter Gefäße, manchmal in solchem Umfang, daß die Geschwulst von Kalkkörpern
dicht durchsetzt ist. Solche Tumoren führen auch die Bezeichnung
Psammome.
Der Name Peritheliom wird für Geschwülste verwendet, die von
den Belegzellen an der Außenfläche der Blutgefäße, den „Perithelien“,

ihren Ausgang nehmen sollen. Als Kennzeichen wird angegeben, daß sich die Geschwulst aus zahlreichen Gefäßen aufbaut, welchen an ihrer Außenfläche unmittelbar mehrere Reihen kubischer, heller Zellen senkrecht zur Gefäßachse in palisadenartiger Anordnung aufsitzen. Die Existenz von „Perithelien" wird jedoch vielfach bestritten, vielmehr werden diese der Kapillarwand aufsitzenden Zellen als Endothelien der perivaskulären Lymphgefäße aufgefaßt, die betreffenden Geschwülste daher als perivaskuläre Endotheliome gedeutet. Sicherlich verbergen sich unter dem Namen Peritheliom Geschwülste verschiedener Art (perivaskuläre Sarkome, Karzinome usw.).

Einen perithelialen Bau weisen ganz besonders die sogenannten Grawitz-Tumoren der Niere auf. In ihrer gutartigen Form stellen sie gewöhnlich kleine, bisweilen jedoch auch ziemlich große, gut umschriebene, weiche, hellgelbe, durch zahlreiche Blutungen rot marmorierte Geschwülste dar, die in ihrem histologischen Bau weitgehende Ähnlichkeit mit dem Bau der Nebennierenrinde zeigen. Sie wurden daher als aberrierte Nebennierenstrumen oder Hypernephrome, beziehungsweise hypernephroide Tumoren (Lubarsch) bezeichnet. Diese histogenetische Ableitung wird jedoch vielfach bezweifelt (Sudeck, besonders Stoerk), vielmehr werden die Geschwülste als Adenome, beziehungsweise Kystome der Niere aufgefaßt. Die Frage ist jedoch derzeit noch unentschieden; viele Autoren halten an der Nebennierengenese fest.

Die malignen Grawitz-Tumoren zeigen im wesentlichen das gleiche Aussehen und die gleiche Struktur wie die gutartige Form, erlangen oft eine sehr beträchtliche Größe, können die Niere vollkommen substituieren und mächtige Geschwülste bilden. Fast regelmäßig wuchern sie in Venen hinein, wachsen manchmal in continuo durch die Nierenvene, untere Hohlvene bis in das rechte Herz weiter und zeigen insbesondere große Neigung zur Metastasenbildung, so daß manchmal der Körper von sekundären Geschwülsten förmlich übersät ist. Gar nicht selten bilden Metastasen in entfernten Organen, z. B. im Knochensystem, das erste Symptom eines klinisch unbemerkten, primären Grawitz-Tumors der Niere. Histologisch zeigen die malignen Hypernephrome oft hochgradige Anaplasie der Zellen, bisweilen in solchem Grade, daß sogar Spindelzellensarkome vorgetäuscht werden können.

Geschwülste vom Bau der Hypernephrome kommen primär nicht nur in der Niere, sondern auch in anderen Organen (Leber, Ovar) vor, ein Umstand, der ebenfalls für ihre Ableitung von versprengten Nebennierenkeimen spricht (die bekanntlich an verschiedenen Stellen gefunden werden).

Auch bei den bereits früher erwähnten Geschwülsten der Glandula carotica wird von einem perithelialen Bau gesprochen, doch ist hier ebensowenig wie bei den Grawitz-Tumoren die Bezeichnung Peritheliom am Platz, vielmehr sind diese Geschwülste, wie an anderer Stelle bemerkt, histogenetisch analog den chromaffinen Tumoren als Paragangliome den Sympathoblastomen an die Seite zu stellen.

Eine kritische Betrachtung zeigt mithin, daß sich keine Geschwulstform angeben läßt, für welche die Bezeichnung Peritheliom berechtigt wäre.

Anhang: Zylindrom

Mit diesem Namen werden Geschwülste bezeichnet, die reichlich homogene, glasige, hyaline Kugeln oder Säulen (Zylinder) enthalten, oft in solcher Ausdehnung, daß das Geschwulstparenchym auf schmale, netzartig verzweigte Züge oder Stränge zwischen diesen hyalinen Massen beschränkt ist. Den Typus des Zylindroms bilden Geschwülste der Orbita und des Oberkiefers, für welche der Name ursprünglich geprägt wurde (Billroth). Vielfach werden die Zylindrome zu den Endotheliomen gezählt, es ist jedoch kein Zweifel, daß ganz verschiedene Geschwulstarten durch Einlagerung hyaliner Massen das Bild des Zylindroms darbieten können. Diese hyalinen Bildungen können sowohl durch Zellsekretion als auch durch Umwandlung der Zellen, des Stroma oder der Gefäße der Geschwulst entstehen. Die Zylindrome stellen keine einheitliche Geschwulstart dar, vielmehr können sowohl Karzinome, z. B. die früher besprochenen Basalzellenkarzinome der Haut (Cylindroma epitheliale cutaneum), als auch Sarkome, beziehungsweise Endotheliome und Mischgeschwülste (vgl. später) das Bild des Zylindroms darbieten, so daß nur von einem Carcinoma cylindromatosum, Sarcoma cylindromatosum usw. gesprochen werden kann.

D. Mischgeschwülste

Auch jene relativ einfach gebauten Tumoren der Bindesubstanzreihe, die sich aus verschiedenen Bindesubstanzen zusammensetzen (vgl. früher) sowie die Karzinosarkome stellen Mischgeschwülste dar. Wenn aber von Mischgeschwülsten im engeren Sinn gesprochen wird, so sind Bildungen sehr komplizierten Baues gemeint, die sich aus verschiedenen epithelialen und mesenchymalen Anteilen zusammensetzen. Sie gehen fast ausnahmslos aus Fehlbildungen der Organe hervor und treten dementsprechend zum großen Teil schon in frühester Kindheit auf.

Hieher gehören z. B. die sogenannten Hypophysengangtumoren (Erdheim), die gewöhnlich in der Gegend des Infundibulum gelegen sind. Sie enthalten zystische und solide Anteile. In letzteren finden sich Nester von Plattenepithel mit Verhornung, ferner nicht selten Inseln von Knorpel sowie Knochenbälkchen. Die zystischen Räume sind teils von Zylinderepithel, teils von Plattenepithel ausgekleidet. Die komplizierte Zusammensetzung dieser Geschwülste, die früher für Teratome gehalten wurden, erklärt sich aus ihrer Abstammung von persistierenden Resten des embryonalen Hypophysenganges; sie können daher als Choristoblastome aufgefaßt werden. Den Tumoren kommt große Bedeutung zu, da sie Ursache einer Form des Zwergwuchses sowie auch einer Dystrophia adiposogenitalis sein können.

Einen relativ einfachen Bau zeigen die Mischgeschwülste der Parotis, die sogenannten Parotistumoren, die früher gewöhnlich als Chondroendotheliome bezeichnet wurden. Sie kommen nicht nur in der Parotis und in den anderen Speicheldrüsen, sondern auch in größerer Entfernung von denselben am Gaumen, an den Lippen, an der Wange usw. vor und stellen gewöhnlich harte Geschwülste verschiedener Größe mit glatter Oberfläche dar. Sie bestehen im wesentlichen aus Knorpel-, Schleim- und Fettgewebe und enthalten schmale, netzförmig verzweigte Zellstränge verschiedener Art. Bald sind die Zellen mehr zylindrisch (vom Bau der Parotiszellen), bald mehr kubisch, nicht selten sieht man aber auch Plattenepithelinseln mit Verhornung. Häufig enthalten diese Geschwülste von zylindrischem Epithel ausgekleidete, drüsenähnliche Räume oder follikelähnliche, mit hyalinen Massen gefüllte Bildungen (daher die Bezeichnung Zylindrome). Für die Zellstränge wird heute meist eine epitheliale Abstammung angenommen, während manche Autoren sie für gewucherte Endothelien erklären und daher noch an der älteren Bezeichnung dieser Tumoren als Chondroendotheliome festhalten. (Mathias rechnet diese Geschwülste zu den Progonoblastomen [vgl. früher]). Sie sind in der Mehrzahl der Fälle streng begrenzt, gutartig, können aber auch ausgesprochen bösartiges Verhalten aufweisen.

Weit komplizierter gebaut sind jene Mischgeschwülste, die vor allem durch den Gehalt an quergestreifter Muskulatur ausgezeichnet sind. Hier ist namentlich eine im frühesten Kindesalter (auch schon angeboren) auftretende, bösartige Geschwulst der Niere zu nennen, das sogenannte embryonale Adenorhabdomyosarkom (Birch-Hirschfeld). Die Geschwulst zeigt in verschiedenen Anteilen verschiedene Bilder, bald mehr den Bau eines Karzinoms, bald mehr eines Sarkoms, enthält auch schleimige Anteile, kleine Zystchen, ferner glatte und quergestreifte Muskulatur, Knorpel usw. und setzt sich im übrigen aus großen Nestern uncharakteristischer, mangelhaft ausdifferenzierter Zellen zusammen. Daß diese Tumoren aus embryonalen Keimen hervorgegangen sind, kann keinem Zweifel unterliegen, wenn auch ihre genauere Erklärung noch strittig ist. Mehrfach wird die Auffassung vertreten, daß es sich um eine bösartige Wucherung von Teilen der Nierenanlage, des Nierenblastems (vielleicht bei „illegaler Gewebsverbindung" mit indifferenten, mesodermalen Keimen [Wengraf]) oder aber der embryonalen Niere handelt (daher der Name malignes Nephrom).

Ähnlich gebaute Rhabdomyosarkome kommen gleichfalls angeboren in anderen Abschnitten des Urogenitalapparates (Harnblase, Vagina) vor; gelegentlich wurden auch in der Lunge Geschwülste gesehen, die sich aus einem spindelzelligen Gewebe aufbauen und quergestreifte und glatte Muskulatur, ferner drüsige Bildungen sowie Knorpelinseln enthalten. Auch diese Rhabdomyosarkome sind aus Fehlbildungen, und zwar der Bronchialanlage, beziehungsweise der Lunge abzuleiten.

Im einzelnen ergeben sich im Bau dieser kompliziert zusammengesetzten Mischgeschwülste begreiflicherweise große Verschiedenheiten. Sie sind durchwegs als teratoide Bildungen aufzufassen und zeigen fließende Übergänge zu den eigentlichen Teratomen.

Teratom

Unter diesem Namen werden Geschwülste und geschwulstähnliche
Bildungen zusammengefaßt, die sich aus Abkömmlingen aller drei Keimblätter zusammensetzen, daher die Bezeichnung Tridermom, wobei
allerdings unter Umständen die Derivate eines Keimblattes rudimentär
entwickelt sein, ja auch ganz fehlen können (Teratoma diphyllicum,
Bidermom). Je nachdem sich die Bildung aus ausgereiften, den Geweben
des Geschwulstträgers gleichaltrigen oder aus unausgereiften, embryonalen
Geweben zusammensetzt, wird ein Teratoma adultum oder coaeta-

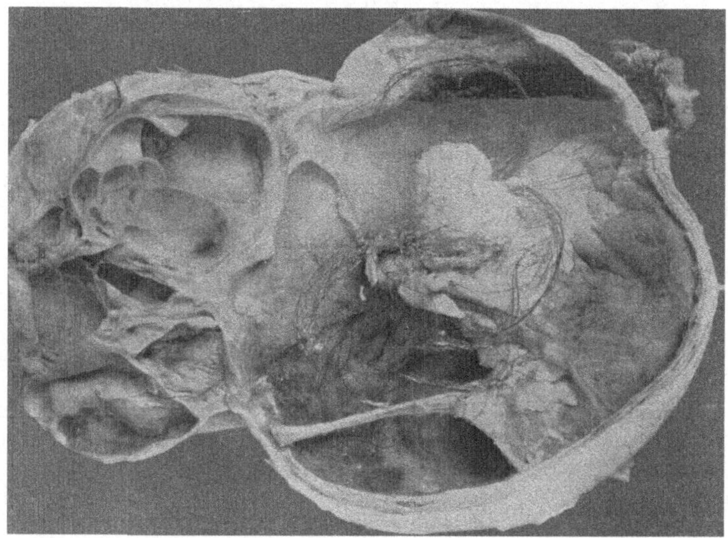

Abb. 20. Dermoidzyste des Ovar

neum und ein Teratoma embryonale unterschieden (Askanazy).
Ersteres ist also dadurch charakterisiert, daß es einzelne mehr weniger
entwickelte Organteile, Organe oder Organsysteme, z. B. Extremitäten,
weit entwickelte Abschnitte des Verdauungs- und Respirationstraktes usw.,
daneben allerdings auch unfertige, infolge Entwicklungshemmung auf einer
niedrigen Reifungsstufe stehengebliebene oder durch Atrophie gehemmte
Gewebe enthält. Das Teratoma adultum stellt demnach eigentlich einen
rudimentären Embryo, eine Mißbildung, nicht aber ein echtes Blastom
dar, denn es fehlt ihm die wesentlichste Eigenschaft des letzteren, das
autonome Wachstum der Gewebe. In der Tat lassen sich fließende Übergänge zwischen derartigen Teratomformen und rudimentären, asymmetrischen Doppelbildungen aufstellen, so daß eine scharfe Abgrenzung
des Teratoma adultum gegenüber Doppelbildungen kaum möglich ist.
Demgegenüber besteht das Teratoma embryonale, das auch als Teratoid

oder Embryoid bezeichnet wird, aus einem Gewirr bunt durcheinander gewürfelter, im allgemeinen wenig ausdifferenzierter Gewebe und verhält sich in jeder Beziehung wie ein echtes Blastom, wird daher auch als Teratoblastom bezeichnet. Entsprechend seiner Zusammensetzung aus unreifen Gewebselementen zeigt es eine beträchtliche Neigung zu lebhafter Proliferation und zu malignem Wachstum, vielfach wird sogar die Anschauung vertreten, daß jedes embryonale Teratom eine maligne Bildung darstelle. Es kommen aber zweifellos auch gutartige embryonale Teratome vor. Manche teratoide Bildungen bestehen teilweise aus völlig ausgereiften, teilweise aus unausgereiften Geweben, so daß eine durchgreifende Scheidung zwischen den beiden Formen des Teratoms nicht immer möglich ist.

Den Typus des Teratoma adultum oder coaetaneum stellen die kompliziert gebauten Dermoidzysten dar, die von den früher besprochenen, von verlagerten Hautkeimen abstammenden einfachen Dermoidzysten zu trennen sind. Die hier gemeinten, komplizierten Dermoide kommen vor allem im Ovar vor und bilden daselbst verschieden große Säcke, die mit einem fettig-öligen, mit Haaren untermengten Brei gefüllt sind. An einer Stelle der sonst glatten Wand findet sich ein in das Innere der Zyste vorspringender Zapfen oder Höcker, an dem die Haare inserieren (Abb. 20). Er zeigt meist eine komplizierte Zusammensetzung. Vor allem kommen hier die Organe der Kopfregion zur Entwicklung; neben der Haut samt ihren Anhangsgebilden (Haare, Talg- und Knäueldrüsen) finden sich hier Knochen, Zähne, Hirnteile, nicht selten aber auch Gewebe aus dem Verdauungs- oder Respirationstrakt, Schilddrüse usw. In manchen Ovarialdermoiden kommen aber auch größere, oft weit entwickelte Organteile, z. B. Brustdrüse, Extremitäten o. a. dgl. zur Entwicklung.

Kompliziert gebaute Dermoidzysten gelangen, wenngleich weit seltener, auch an anderen Körperstellen zur Beobachtung, so z. B. im vorderen Mediastinum, im Hoden usw.

Zu den koätanen Teratomen sind ferner die sogenannten fötalen Inklusionen der Brust- und Bauchhöhle zu zählen, die gleichfalls verschiedene, voll entwickelte Gewebe und Organteile enthalten. Ebenso gehören hieher auch manche Formen der sogenannten Sakralgeschwülste, Sakralparasiten, die Extremitäten, Teile des Verdauungstraktes, des Zentralnervensystems usw. einschließen, ferner manche Formen von sogenannten kongenitalen Rachenpolypen (Epignathus parasiticus), soweit sie aus ausgereiften Geweben bestehen. Letztere stellen unförmliche, aus der Mundhöhle vorragende, mit einem Stiel an der Schädelbasis, am Gaumen oder Rachen angeheftete, polypöse Gebilde dar (Abb. 21).

Wie früher hervorgehoben, sind diese Bildungen nicht als wahre Geschwülste, sondern als Mißbildungen aufzufassen, doch können z. B. aus den Dermoidzysten des Ovar auch maligne Blastome, und zwar fast ausnahmslos Plattenepithelkarzinome, sehr selten andere Tumoren (Adenokarzinome, Sarkome) hervorgehen.

Die embryonalen Teratome unterscheiden sich schon makroskopisch sehr wesentlich von den eben besprochenen, ausgereiften, adulten Teratomen. Im Gegensatz zu diesen stellen sie solide oder richtiger von zahlreichen kleineren und größeren Zystchen und Zysten durchsetzte Gebilde sehr wechselnder Größe und Gestalt dar. Während die ausgereiften Teratome in Form der Dermoidzysten vorwiegend ihren Sitz im Ovar haben, kommen die embryonalen Teratome am häufigsten im Hoden vor. Sie bilden hier ziemlich große, meist kleinzystische Geschwülste wechselnder

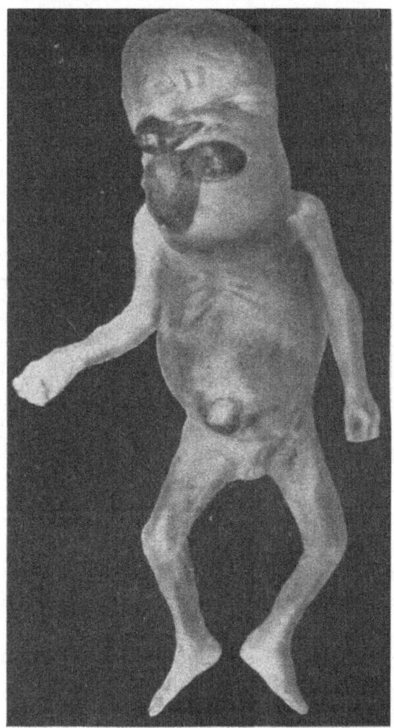

Konsistenz, die bei histologischer Untersuchung die verschiedensten Gewebe in regelloser Anordnung erkennen lassen, vor allem Plattenepithelinseln, Knorpelinseln, von Flimmerepithel oder Zylinderepithel ausgekleidete Hohlräume, Nester von glatter und quergestreifter Muskulatur, Gewebe des Zentralnervensystems usw. Aus diesen Hodenteratomen gehen nicht selten maligne Geschwülste teils karzinomatösen, teils sarkomatösen Baues hervor, die sehr zahlreiche und sehr ausgedehnte Metastasen im Körper setzen. Über das Vorkommen von chorionepitheliomartigen Bildungen in Hodenteratomen vgl. früher.

Analog gebaute Teratome finden sich auch, wenngleich seltener, an anderen Körperstellen, so im Ovar (Sjövall) in der Schädelhöhle (Robitschek), in der Zirbeldrüse, Schilddrüse, in der Brust- und Bauchhöhle usw. Auch einzelne Formen der eben genannten kongenitalen Rachenpolypen müssen zu den embryonalen Teratomen gezählt werden.

Abb. 21. Epignathus parasiticus

Wie schon früher erwähnt, kommen in den Teratomen nicht stets die Derivate aller Keimblätter in gleicher Weise zur Entwicklung. So ist bei den Dermoidzysten des Ovars die überwiegende Entwicklung einzelner Gewebe bei Zurücktreten der übrigen die Regel. Es kommen aber auch Fälle vor, die kaum eine andere Erklärung zulassen als eine vollkommen einseitige Entwicklung einer einzigen Gewebsart in einem Teratom, so z. B. die bekannte Beobachtung Saxers, in der ein Zahn direkt in die Substanz des sonst ganz normalen Ovars eingebettet war, oder der Fall R. Meyers (Augenlinse in einem normalen Ovar). In gleicher Weise werden durch einseitige Gewebsentwicklung in Teratomen auch manche seltene Geschwülste oder geschwulstähnliche Bildungen erklärt. Es gilt dies z. B. von den Cholesteatomen. Es wurde jedoch schon früher ausgeführt, daß die Cholesteatome des Schädels (Epidermoide) wohl von verlagerten Epidermiskeimen abzuleiten sind, und auch bei den Cholesteatomen des Ovars ist die Annahme einer einseitigen Gewebsentwicklung in Teratomen nicht unbedingt notwendig, man könnte vielmehr ,auch an eine Proliferation embryonal verlagerter Zellen denken.

Hingegen ist bei der relativ seltenen Struma ovarii, einer nur aus Schilddrüsengewebe bestehenden Geschwulst des Ovars, wohl kaum eine andere Erklärung als einseitige Gewebsentwicklung in einem Teratom möglich. Tatsächlich sind in einzelnen Fällen auch andere Gewebe neben dem Schilddrüsengewebe gefunden und ist so die teratoide Natur der Bildung erwiesen worden. Dieser Nachweis ist jedoch unbedingt geboten, wenn die Erklärung einer Bildung durch einseitige Gewebsentwicklung in Teratomen zu Recht bestehen soll. So findet z. B. die Deutung gewisser Geschwülste des Ovariums und Hodens durch einseitige Wucherung von Langhansschen Zellen in Teratomen und die aus dieser Erklärung sich ergebende Benennung als Epithelioma chorioectodermale (Pick) in den tatsächlichen Befunden keine ausreichende Stütze.

Histogenetisch lassen sich die Teratome entsprechend ihrer Zusammensetzung aus Abkömmlingen aller drei Keimblätter nur von einem totipotenten, also eiwertigen oder fast eiwertigen Keim ableiten. Manche Autoren (namentlich Pfannenstiel) nehmen an, daß die Teratome durch Proliferation unbefruchteter Eizellen entstehen, andere leiten sie von den Vorstufen der Eizellen (Ovogonien, Urkeimzellen) ab, die meisten Anhänger hat aber heute die Marchand-Bonnetsche Blastomerentheorie, derzufolge die Teratome durch gesonderte Entwicklung einer Furchungskugel (Blastomere) des befruchteten Eies entstehen sollen.

Literaturverzeichnis

Abderhalden: Zeitschr. f. Krebsforsch., 9, S. 266.
Albrecht E.: Verh. d. d. path. Ges., 7. Tagung, S. 153.
— Verh. d. d. path. Ges., S. 154. 1905.
— Frankf. Zeitschr. f. Pathol., 1, S. 221 u. 347.
Albrecht Margarete: Zeitschr. f. Krebsforsch., 17, S. 523.
Albrecht P. und Joannovics: Wien. klin. Wochenschr., Nr. 20. 1913.
Albertini: Inaug. Diss., Lausanne: 1922.
Anschütz und Konjetzny: Zeitschr. f. Chir., 151, S. 1.
Apolant: Zeitschr. f. Krebsforsch., 11.
— und Ehrlich: Verh. d. d. path. Ges., 1908.
Arzt und Kerl: Wien. klin. Wochenschr., S. 1821. 1912.
Aschner: Zeitschr. f. Krebsforsch., 13, S. 336.
Askanazy: Zentralbl. f. Pathol. u. path. Anat., 29, S. 49.
— Rev. méd. d. l. Suisse rom., Nr. 1. 1924.
Assmann: Med. Klinik, S. 1783. 1924.

Bashford: Imp. cancer research found, London: 1908.
Bauer E.: Münch. med. Wochenschr., S. 1723. 1925.
Bauer R. und Nyiri: Wien. klin. Wochenschr., S. 853. 1925.
Bayet: Ann. et bull. de la soc. de Gand 1920, ref. Pathologica 13, Nr. 302.
Beatti: Zeitschr. f. Krebsforsch., 15, S. 452.
Behla: Zeitschr. f. Krebsforsch., 5, S. 137.
Belogolowy: Arch. f. Entwicklungsmechanik, 43.
Berblinger: Klin. Wochenschr., S. 913. 1925.
Bierich: Klin. Wochenschr., S. 2272. 1922.
— Münch. med. Wochenschr., S. 1145. 1923.
— Virchows Arch., 239, S. 1.
Bloch: Schweiz. med. Wochenschr., Nr. 37—40, S. 857. 1924.
— und Dreyfuss: Schweiz. med. Wochenschr., Nr. 45. 1921.
— Arch. f. Dermatol. u. Syphilis, 140, S. 6.
Blumenthal: Med. Klinik, Nr. 15. 1925.
— Zeitschr. f. Krebsforsch., 21.
— Med. Klinik, S. 549. 1924.
— Zeitschr. f. Krebsforsch., 5, S. 182; 16, S. 39 u. 357.
— Klin. Wochenschr., S. 701. 1918.
— Dtsch. med. Wochenschr., S. 1305. 1925.
— und Auler: Zeitschr. f. Krebsforsch., 22, S. 297.
— — und Meyer: Klin. Wochenschr., S. 1114. 1924.
Bommer: Zeitschr. f. Krebsforsch., 18, S. 303.
Borst: Die Lehre von den Geschwülsten, Wiesbaden: J. F. Bergmann. 1902.
— Naturwissenschaften, 9. Jahrg., S. 819. 1921.
— Würzburger Abhandlungen, VI. Heft, 8/9. 1906.
— Zeitschr. f. Krebsforsch., 21, S. 341.
Bosc: Le cancer, Paris, Carré u. Naud: 1898.
Bott: Münch. med. Wochenschr., S. 1959. 1925.
Boveri: Zur Frage der Entstehung maligner Tumoren, Jena: Gustav Fischer.
     1914.
Boyksen: Münch. med. Wochenschr., S. 93. 1919.
— Zentralbl. f. Chir., S. 1012. 1919.
Brandenburg: Med. Klinik, S. 1259. 1925.
Brosch: Virchows Arch., 162, S. 32.
Buday: Travaux de la deuxième conférence internationale pour l'étude du
     cancer, Paris: Felix Alcan, 1911, S. 89.
Bürger: Zeitschr. f. Krebsforsch., 14, S. 526.
Burckhardt: Münch. med. Wochenschr., S. 1365. 1922.
— Münch. med. Wochenschr., S. 1237. 1925.
Burrows: Zeitschr. f. Krebsforsch., 15, S. 424.
Buschke und Langer: Klin. Wochenschr., S. 1367. 1923.

Cohnheim: Virchows Arch., Bd. 68.

Deelmann: Zeitschr. f. Krebsforsch., 19, S. 125; 18, S. 261.
— Zeitschr. f. Krebsforsch., 21, S. 220.
— Klin. Wochenschr., S. 1455. 1922.
Dollinger: Travaux de la deuxième conférence internationale pour l'étude
     du cancer, Paris: Felix Alcan. 1911.
Dürck: Korrespondenzbl. d. ärztl. Vereines von Thüringen, 1910.
Dungern und Werner: Das Wesen der bösartigen Geschwülste, Leipzig, 1907.

Eber und Kriegbaum: Zeitschr. f. Krebsforsch., 15, S. 404.
Eggers: Münch. med. Wochenschr., S. 594. 1923.
Elsner: Dtsch. med. Wochenschr., S. 1349. 1924.
Engel: Dtsch. Zeitschr. f. angew. Anat. u. Konstitutionslehre, 7, S. 385.
— Zeitschr. f. Krebsforsch., 19, S. 339.
Erdheim: Sitzungsber. d. Akad. d. Wiss. Wien, Abt. 3, Bd. 113, H. 10.
Erdmann: Zeitschr. f. Krebsforsch., 20, S. 322; 22, S. 83.
— Wien. klin. Wochenschr., S. 399. 1925.
— Dtsch. med. Wochenschr., S. 352. 1926.
Ernst: Zieglers Beitr., Suppl. VII, S. 29.
Ewald: Zeitschr. f. Krebsforsch., 15, S. 85.

Fellner: Münch. med. Wochenschr., S. 676. 1925.
Fibiger: Zeitschr. f. Krebsforsch., 17, S. 1; 14, S. 295.
— Dtsch. med. Wochenschr., S. 1449. 1921.
— und Bang: Kgl. Danske Videnskabernes Selskab, Biologiske meddelelser III, 4.
Finsterer: Wien. klin. Wochenschr., S. 338. 1923.
Fischer B.: Frankf. Zeitschr. f. Pathol., 11, S. 1; 12, S. 367; 27, S. 98.
— Frankf. Zeitschr. f. Pathol., 12, S. 399.
— Münch. med. Wochenschr., Nr. 15, 1911; S. 2041, 1906.
Fraenkel Al.: Wien. klin. Wochenschr., S. 97. 1922.
— Wien. klin. Wochenschr., S. 350. 1911.
Fraenkel S.: Wien. klin. Wochenschr., S. 1041. 1912.
Frankenthal: Zeitschr. f. Krebsforsch., 17, S. 250.
Freund E.: Die Krebskrankheit, Wien: Julius Springer. 1925.
— und Kaminer: Wien. klin. Wochenschr., S. 1221, 1910; S. 1759, 1911; S. 1698, 1912; S. 201 u. 1009, 1913; S. 1105, 1919.
— — Biochemische Grundlagen der Disposition für Karzinom, Wien, 1925.
Fritsch: Zeitschr. f. Chir., 174, S. 289.
Fütterer: Über die Aetiologie des Karzinoms, Wiesbaden: J. F. Bergmann. 1901.
Fujnami und Inamoto: Zeitschr. f. Krebsforsch., 14, S. 94.

Gaylord und Clowes: Seventh annual report of cancer laboratory of the New York state depart. of health, S. 11, und Surgery, gynecology and obstetrics, Vol. II, S. 633.
Glover, Scott, Loudon, Mc.Cormack: The Canada Lancet and Practitioner, 66, Nr. 2.
Goebel: Zeitschr. f. Krebsforsch., 3, S. 369.
— Dtsch. med. Wochenschr., S. 1541. 1922.
Goetze: Zeitschr. f. Krebsforsch., 13, S. 281.
Goldmann: Beitr. z. klin. Chir., 18, S. 595 u. 72, S. 1.
Goldzieher und Rosenthal: Zeitschr. f. Krebsforsch., 13, S. 321.
Graff: Wien. klin. Wochenschr., S. 7. 1914.
Gruber: Zeitschr. f. Krebsforsch., 13, S. 105.
Guth: Zentralbl. f. pathol. Anat., 32, S. 257.
Gye: Lancet, S. 109. 1925.

Haberer: Mitt. a. d. Grenzgeb. d. Med. u. Chir., 31, S. 442.
Haberfeld: Zeitschr. f. Krebsforsch., 7, S. 190.
Halberstaedter: Zeitschr. f. Krebsforsch., 19, S. 105.

Hansemann: Zeitschr. f. Krebsforsch., 17, S. 172; 15, S. 492; 14, S. 39; 13, S. 1; 7, S. 69; 10, S. 34; 4, S. 565; 1, S. 183.
— Die mikroskopische Diagnose der bösartigen Geschwülste, Berlin: August Hirschwald. 1897.
Hauser: Münch. med. Wochenschr., S. 1209. 1910.
— Handbuch der speziellen Pathologie u. patholog. Anatomie, herausgegeben von Lubarsch u. Henke, Bd. IV, I. Teil.
Hasegawa: Virchows Arch., 244, S. 8.
Hedinger: Schweiz. med. Wochenschr., Bd. 53, Nr. 44.
Herxheimer: Dtsch. med. Wochenschr., Nr. 13/14. 1921.
— Ergebn. d. allg. Pathol. u. pathol. Anat., 16. Jahrg., 2. Abt.
Herzfeld: Zeitschr. f. Krebsforsch., 3, S. 73.
Heschl: Frommes Medizinalkalender, 1878.
Hess und Saxl: Wien. klin. Wochenschr., S. 1183. 1908.
Hirschfeld: Zeitschr. f. Krebsforsch., 16, S. 95.
Hoff und Schwarz: Münch. med. Wochenschr., S. 816. 1924.
Hoffmann, Schreus und Zurhelle: Dtsch. med. Wochenschr., S. 634. 1923.
Huguenin: Arch. de méd. expér. et d'anat. pathol., 22, S. 422.

Ishio Haga: Zeitschr. f. Krebsforsch., 12, S. 525.
Ishiwara: Wien. klin. Wochenschr., S. 370. 1913.
Israel: Arch. f. Chir., 67, S. 446.

Jeannée: Virchows Arch., 256, S. 684.
Joannovics: Klin. Wochenschr., Nr. 51, S. 2301. 1923.
— Wien. klin. Wochenschr., Nr. 1, 1908; Nr. 39, 1913.
Joest und Ernesti: Zeitschr. f. Krebsforsch., 15, S. 1.
Jordan: Zeitschr. f. Krebsforsch., 19, S. 39.
Jung: Zeitschr. f. Krebsforsch., 20, S. 20.

Kahle: Münch. med. Wochenschr., S. 752. 1914.
Kahn: Klin. Wochenschr., S. 178. 1925.
Kaminer: Wien. klin. Wochenschr., S. 377. 1916.
Kantorowitz: Zentralbl. f. pathol. Anat., Bd. 4.
Kaspar: Wien. klin. Wochenschr., S. 76. 1923.
Kaufmann: Lehrbuch der spez. pathol. Anatomie, 7. u. 8. Auflage, Berlin u. Leipzig: 1922.
Kelling: Arch. f. Chir., 105, H. 3.
— Wien. klin. Wochenschr., Nr. 1 u. 2. 1913.
Kepinow: Zeitschr. f. Krebsforsch., 7, S. 517.
Keysser: Arch.' . klin. Chir., 114, S. 730; 117, S. 318.
Kitain: Virchows Arch., 238 u. 289.
Kok: Zentralbl. f. Gynäkol., Nr. 21, S. 1136. 1924.
Koltonski: Zeitschr. f. Krebsforsch., 17, S. 408.
Koritschoner: Zieglers Beitr., 66, S. 501.
Krasting: Zieglers Beitr., 4, S. 119.
Kraus, Graff und Ranzi: Wien. klin. Wochenschr., S. 1003. 1911.
— — Wien. klin. Wochenschr., S. 191. 1911.
Krompecher: Zeitschr. f. Krebsforsch., 12, S. 373.

Labhardt: Beitr. z. klin. Chir., 33, S. 571.
Ladwig: Münch. med. Wochenschr., S. 1049. 1923.

Lamezan: Zeitschr. f. Krebsforsch., 12, S. 388.
Lauterborn: Zeitschr. f. Krebsforsch., 15, S. 173.
Laux: Klin. Wochenschr., S. 405. 1925.
Leitch: Brit. med. journal 1925, 25. Juli.
Lewin: Zeitschr. f. Krebsforsch., 9, S. 266; 4, S. 55.
— Zeitschr. f. Krebsforsch., 5, S. 208; 17, S. 556.
Lindemann: Zeitschr. f. Krebsforsch., 7, S. 682.
Lindstedt: Zeitschr. f. Krebsforsch., 11, S. 220.
Lippmann: Zeitschr. f. Krebsforsch., 3, S. 289.
Lipschütz: Wien. klin. Wochenschr., Nr. 27, 1922; S. 409. 1923.
— Zeitschr. f. Krebsforsch., 21, S. 50.
Löwenthal: Klin. Wochenschr., S. 1455. 1925.
Lubarsch: Verh. d. D. pathol. Ges., S. 208. 1906.
— Zeitschr. f. Krebsforsch., 5, S. 114.
— Klin. Wochenschr., S. 1081. 1922.
— Virchows Arch., 235, S. 235.
— Pathol. Anatomie und Krebsforschung, J. F. Bergmann. 1902.
— Jahreskurs f. ärztl. Fortbildung, S. 34. 1914.
— Virchows Arch., 111, S. 280.
Lunghetti: Trattato di anatomia patologica, Bd. X, Turin: 1923.

Mandl und Stöhr: Wiener Klin. Wochenschr., S. 1275. 1924.
Marchand: Verh. d. D. pathol. Ges., S. 38. 1899.
— Wien. klin. Wochenschr., S. 606. 1921.
Maresch: Wien. klin. Wochenschr., Nr. 16. 1921.
— Münch. med. Wochenschr., Nr. 4. 1913.
Marsh und Wülker: Zeitschr. f. Krebsforsch., 15, S. 383.
Materna: Beitr. z. klin. Chir., 132, S. 708.
Mathias: Virchows Arch., 136, S. 424.
— Verh. d. D. pathol. Ges., 19. Tagung, S. 198. 1923.
— Klin. Wochenschr., S. 444. 1920.
Maximow: Virch. Archiv, 256, S. 813.
Mertens: Dtsch. med. Wochenschr., S. 805. 1923.
Meyer O.: Frankf. Zeitschr. f. Pathol., 14, S. 185.
Meyer R.: Arch. f. Gynäkol., 116, S. 638.
— Zentralbl. f. pathol. Anat., 30, S. 291.
Mielecki: Zeitschr. f. Krebsforsch., 13, S. 505.
Miloslavich: Frankf. Zeitschr. f. Pathol., 13, S. 138.
Moszkowicz: Arch. f. klin. Chir., 132, S. 558.
Mülleder: Arch. f. Chir., 120, H. 4.
Münzner und Rupp: Dtsch. med. Wochenschr., S. 1113. 1925.

Narat: Journ. of cancer research, Bd. 9, März 1925 (zit. nach Burckhardt).
Nather und Orator: Mitt. a. d. Grenzgeb. d. Med. u. Chir., 35, S. 611.
— Klin. Wochenschr., S. 1499. 1923.
Nelken und Glücksmann: Klin. Wochenschr., S. 1404. 1925.
Neubürger: Münch. med. Wochenschr., S. 508. 1925.
Nuzum: Surgery, gynecology and obstetrics, S. 343, Bd. 40, 1925.

Olshausen: Zeitschr. f. Geburtsh. u. Gynäkol., 48, S. 262.
Orator: Wien. klin. Wochenschr., S. 425. 1925.
Orth: Zeitschr. f. Krebsforsch., 10, S. 42; 1, S. 399.

Orthner: Wien. klin. Wochenschr., S. 324. 1922.
— Wien. klin. Wochenschr., S. 834. 1925.

Paltauf: Ergebn. d. allg. Pathol. u. pathol. Anat., I, 3. Abt., S. 335.
— Wien. klin. Wochenschr., S. 1654, 1909; S. 1623, 1910.
Peller: Arch. f. Gynäkol., 118, S. 59.
— Wien. klin. Wochenschr., S. 121. 1922.
— Zeitschr. f. Krebsforsch., 22, S. 317.
Pentimalli: Zeitschr. f. Krebsforsch., 15, S. 111; 14, S. 623.
— Dtsch. med. Wochenschr., Nr. 29. 1914.
Peters: Dtsch. Zeitschr. f. Chir., 151, S. 191.
Petzold: Zeitschr. f. Krebsforsch., 19, S. 245.
Philipp: Zeitschr. f. Krebsforsch., 5, S. 326.
Plehn: Wien. klin. Wochenschr., S. 691. 1912.
Priesel: Virchows Arch., 238, S. 423.
Prym: Dtsch. med. Wochenschr., S. 1149. 1925.

Reichert: Dtsch. med. Wochenschr., S. 1306. 1925.
Reinke: Zeitschr. f. Krebsforsch. 13, S. 314.
Rieder: Arch. f. klin. Chirurg., 135, S. 719.
Rippert Dtsch. med. Wochenschr., Nr. 1—4. 1895.
— Münch. med. Wochenschr., Nr. 25. 1898.
— Naturwissenschaften, H. 28. 1914.
— Geschwulstlehre, Bonn: Friedrich Cohen. 1904.
— Das Karzinom des Menschen, Bonn: Friedrich Cohen. 1911.
— Zeitschr. f. Krebsforsch., 3, S. 264.
Roesch: Virchows Arch., 245, S. 1.
Roessle: Zeitschr. f. angew. Anat. u. Konstitutionslehre, 5, S. 127.
Rohkamm: Vierteljahrschr. f. Zahnheilk., 5, H. 1.
Rotter: Zeitschr. f. Krebsforsch., 18, S. 171.
Rous: Journ. of exp. med., 13, Nr. 4.
— Murphy und Tytler: Journ. of the Americ. med. assoc., 58 u. 59.

Saul: Zentralbl. f. Bakteriol., Originale, Bd. 55, 59 u. 71.
Schamoni: Zeitschr. f. Krebsforsch., 22, S. 24.
Schmidt M. B.: Die Verbreitungswege der Karzinome usw., Jena: G. Fischer.
    1903.
Schmidt R.: Med. Klinik, S. 1690. 1910.
Schmincke: Münch. med. Wochenschr., Nr. 48. 1911.
— Zeitschr. f. ges. Neurol. u. Psychiatrie, 84, S. 293.
Schmorl: Münch. med. Wochenschr., Nr. 24, 1924, und Verh. d. D. pathol.
    Ges. 1923.
Schwalbe: Ergebn. d. wiss. Med., S. 45.
— Verh. d. Naturhist.-med. Vereines Heidelberg, N. F. VIII, H. 3.
Schweitzer: Zentralbl. f. Gynäkol., S. 657. 1923.
Schweizer: Schweiz. med. Wochenschr., Nr. 49/50. 1922.
Secher: Zeitschr. f. Krebsforsch., 17, S. 80.
Siebke: Zeitschr. f. Krebsforsch., 23, S. 66.
Slye: Journ. of cancer research, VII, S. 107.
Silberstein: Wien. klin. Wochenschr., Nr. 13. 1925.
Simmonds: Zeitschr. f. Krebsforsch., 13, S. 307.
Stahr: Zieglers Beitr., 61, S. 169.

Stahr: Zeitschr. f. Krebsforsch., 19, S. 231.
Stern: Virchows Arch., 241, S. 219.
Sternberg: Zeitschr. f. Heilk. 26., Abt. f. pathol. Anat.
— Zentralbl. f. Pathol. u. pathol. Anat. 31, S. 585.
— Verh. d. D. pathol. Ges. Würzburg., 1925.
Sticker: Zeitschr. f. Krebsforsch., 7, S. 55.
Stoerk: Wien. klin. Wochenschr., Nr. 10. 1921.
— Wien. klin. Wochenschr., S. 318. 1923.
— Wien. klin. Wochenschr. 1925.
Strauch: Zeitschr. f. Krebsforsch., 12, S. 577.
Strauss: Med. Klinik, S. 321. 1923.
— Med. Klin., S. 1805. 1924.
Stromeyer: Beitr. z. pathol. Anat. u. z. allg. Pathol., 54, S. 1.

Teutschländer: Verh. d. D. pathol. Ges., S. 153. 1921.
— Zeitschr. f. Krebsforsch., 20, S. 43; 20, S. 70; 20, S. 79; 20, S. 111; 17,
   S. 285.
— Klin. Wochenschr., S. 1698. 1925.
— und Münzner: Dtsch. med. Wochenschr., S. 320. 1925.
Theilhaber und Edelberg: Zeitschr. f. Krebsforsch., 13, S. 461.
Theilhaber A. und F.: Zeitschr. f. Krebsforsch., 9, S. 555.
Theilhaber F.: Zeitschr. f. Krebsforsch., 8, S. 466.
Trinkler: Arch. f. Chir., 122, S. 151.

Uhlenhuth und Seiffert: Med. Klinik, S. 378. 1925.

Versé: Arb. a. d. pathol. Inst. zu Leipzig, Bd. I, H. 5. 1908.
Voltz: Monatsschr. f. Geburtsh., 62, S. 187.
Vorlaender: Klin. Wochenschr., S. 1120. 1925.

Wacker und Schmincke: Münch. med. Wochenschr., S. 1607. 1911.
Warburg: Klin. Wochenschr., S. 534. 1925.
— und Minami: Klin. Wochenschr., S. 776. 1923.
Wasielewski und Wülker: Zeitschr. f. Krebsforsch., 16, S. 250.
Weibel: Sitzungsber. d. D. Ges. f. Geburtsh. u. Gynäkol., Heidelberg: 1923.
Weiss Konrad: Fortschr. d. Röntgenstr. 31, S. 615.
Wells: Am. med. assoc., 81, S. 1017.
Wigand: Zeitschr. f. Immunitätsforsch., 36, H. 2/3.
Witzleben: Klin. Wochenschr., S. 2115. 1925.

Yamagiwa und Ichikawa: Virchows Arch., 233 u. 245, S. 90.

Ziegler: Münch. med. Wochenschr., Nr. 10. 1898.

Sachverzeichnis

Namenverzeichnis

Allgemeine Pathologie. Von Dr. N. Ph. Tendeloo, o. ö. Professor der Allgemeinen Pathologie und der Pathologischen Anatomie, Direktor des Pathologischen Instituts der Reichsuniversität Leiden. Zweite, verbesserte und vermehrte Auflage. Mit 368, zum Teil farbigen Abbildungen. 1052 Seiten. RM 66.—; gebunden RM 69.—

20. Kapitel. Die Geschwülste.

Begriffsbestimmung und Erkennung. Ätiologie und Pathogenese. Wachstum und Ausbreitung der Geschwülste. Gut- und Bösartigkeit der Geschwülste. Einteilung der Geschwülste. Das Myom, die Muskelgewebegeschwulst. Geschwülste aus Nerven- und Gliagewebe. Gefäßgeschwülste. Bindegewebsgeschwülste. Lipom. Xanthom. Myxom. Chondrom. Osteom. Fibrom. Fibrosarkom. Sarkom. Endotheliom, Mesotheliom und Peritheliom. Geschwülste oder geschwulstartige Anhäufung von Blutzellen und verwandten Zellen. Fibroepithel- und Epithelgeschwülste, außer Krebs. Geschwülste aus Bindegewebe und Deckepithel. Geschwülste aus Bindegewebe und Drüsen. Zystome. Anhang: Zysten und zystenartige Scheingeschwülste. Der Krebs (Carcinoma), Deckepithelkrebs, Drüsenkrebs (Adenokarzinom). Krebse von unsicherem Ursprung. Mischgeschwülste, Teratome (Embryome) und teratoide Mischgeschwülste.

Praktikum der Gewebepflege oder Explantation besonders der Gewebezüchtung. Von Dr. phil. **Rhoda Erdmann**, Privatdozent der Philosophischen Fakultät an der Friedrich Wilhelms-Universität zu Berlin. Mit 101 Textabbildungen. 126 Seiten. 1922. RM 6.—

Die Abderhaldensche Reaktion. Ein Beitrag zur Kenntnis von Substraten mit zellspezifischem Bau und der auf diese eingestellten Fermente und zur Methodik des Nachweises von auf Proteine und ihre Abkömmlinge zusammengesetzter Natur eingestellten Fermenten. Fünfte Auflage der „Abwehrfermente". Von Professor Dr. med. et phil. h. c. **Emil Abderhalden**, Direktor des Physiologischen Instituts der Universität Halle a. S. Mit 80 Textabbildungen und 1 Tafel. 578 Seiten. 1922. RM 13.25

Technik der mikroskopischen Untersuchung des Nervensystems. Von Dr. **W. Spielmeyer**, Professor an der Universität München. Dritte, vermehrte Auflage. 169 Seiten. 1924. RM 8.70

Grundzüge der pathologisch-histologischen Technik. Von Dr. **Arthur Mülberger**, M. R. C. S. (England), L. R. C. P. (London). Mit 3 in den Text gedruckten Abbildungen. 94 Seiten. 1912. RM 2.—; gebunden RM 2.70

Verlag von Julius Springer in Berlin W 9

ZEITSCHRIFT
für
KREBSFORSCHUNG

Herausgegeben

vom

**Deutschen Zentralkomitee zur Erforschung und Bekämpfung
der Krebskrankheit, e. V.**
zu Berlin

Redigiert

von

Friedrich Kraus und Ferdinand Blumenthal
dem Vorsitzenden   dem Generalsekretär

des Komitees

Erscheint nach Maßgabe des eingehenden Materials
zwanglos in einzeln berechneten Heften, von denen sechs einen Band bilden

Inhalt der erschienenen Hefte von Band 23:

Abhandlungen aus dem Gesamtgebiet der Medizin

Unter ständiger Mitwirkung des Lehrkörpers der Wiener medizinischen Fakultät
herausgegeben von der Schriftleitung der Wiener klinischen Wochenschrift

Die Bluttransfusion. Von Privatdozent Dr. **Burghard Breitner**, I. Assistent der I. chirurgischen Universitätsklinik in Wien. Mit 24 Textabbildungen. 118 Seiten. 1926. 11.7 Schilling, 6.90 Reichsmark

Die paravertebrale Injektion. Anatomie und Technik, Begründung und Anwendung. Von Dr. **Felix Mandl**, Assistent der II. chirurgischen Universitätsklinik in Wien. Mit 8 Textabbildungen. 120 Seiten 1926. 11.20 Schilling, 6.60 Reichsmark

Klinische und Liquordiagnostik der Rückenmarkstumoren. Von Dr. **Karl Grosz**, Assistent der Universitätsklinik für Psychiatrie und Nervenkrankheiten in Wien. 126 Seiten. 1925. 11.70 Schilling, 6.90 Reichsmark

Die Haut als Testobjekt. Von Privatdozent Dr. **Adolf F. Hecht**, Wien. Mit 7 Abbildungen. 87 Seiten. 1925. 10.60 Schilling, 6.30 Reichsmark

Emphysem und Emphysemherz. Klinik und Therapie. Von Professor Dr. **Nikolaus Jagić** und Dr. **Gustav Spengler**, Wien. 42 Seiten. 1924. 2.50 Schilling, 1.50 Reichsmark

Die oligodynamische Wirkung der Metalle und Metallsalze. Von Privatdozent Dr. **Paul Saxl**, Assistent der I. medizinischen Klinik in Wien. 57 Seiten. 1924. 3 Schilling, 1.70 Reichsmark

Die Geschlechtskrankheiten als Staatsgefahr und die Wege zu ihrer Bekämpfung. Von Professor Dr. **Ernst Finger**, Wien. 69 Seiten. 1924. 3 Schilling, 1.70 Reichsmark

Frühdiagnose und Frühtherapie der Syphilis. Von Professor Doktor **Leopold Arzt**, Assistent der Universitätsklinik für Dermatologie und Syphilidologie in Wien. Mit zwei mehrfarbigen und einer einfarbigen Tafel. 90 Seiten. 1923. 4.80 Schilling, 3 Reichsmark

Herz- und Gefäßmittel, Diuretica und Specifica. Von Dr. **Rudolf Fleckseder**, Wien. 111 Seiten. 1923. 4.80 Schilling, 3 Reichsmark

Die Ernährung gesunder und kranker Kinder auf Grundlage des Pirquetschen Ernährungssystems. Von Privatdozent Dr. **Edmund Nobel**, Assistent der Universitätskinderklinik in Wien. Mit 11 Abbildungen. 74 Seiten. 1923. 2.50 Schilling, 1.50 Reichsmark

Die funktionelle Albuminurie und Nephritis im Kindesalter. Von Professor Dr. **Ludwig Jehle**, Vorstand der Kinderabteilung der Wiener Allgemeinen Poliklinik. Mit 2 Abbildungen. 68 Seiten. 1923. 2.50 Schilling, 1.50 Reichsmark

Die klinische Bedeutung der Hämaturie. Von Professor Dr. **Hans Rubritius**, Vorstand der urologischen Abteilung der Allgemeinen Poliklinik in Wien. 34 Seiten. 1923. 1.80 Schilling, 1.05 Reichsmark

Die Abonnenten der „Wiener klinischen Wochenschrift" sind berechtigt, die „Abhandlungen aus dem Gesamtgebiet der Medizin" zu einem um 10% ermäßigten Vorzugspreis zu beziehen.